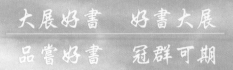

大展好書　好書大展
品嘗好書　冠群可期

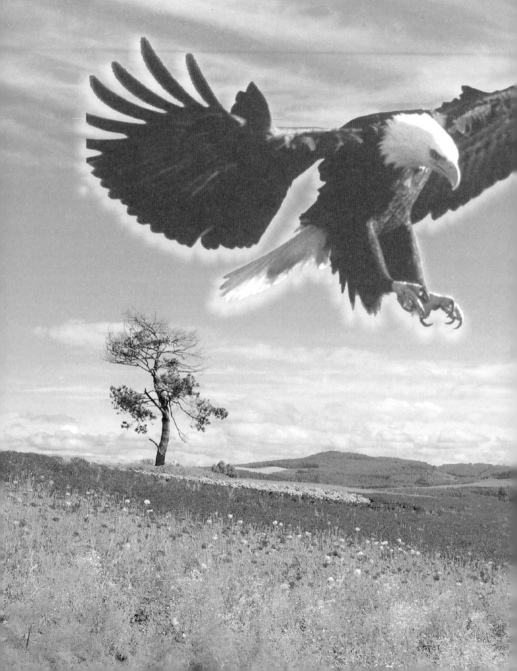

大展好書　好書大展
品嘗好書　冠群可期

快樂健美站
21

輕鬆瑜伽治百病

劉 暘 著

大展出版社有限公司

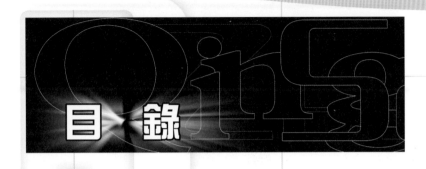

目 錄

瑜伽概說

一、瑜伽的起源

瑜伽誕生於五千多年前。1922 年莫蒂默‧威勒爵士（Sir Mortimer Wheeler）在印度河谷進行考古時發掘出三枚都刻有手持蓮花坐姿的男人的印章，並證實這些印章來自公元前三千年的印度河流域。古老的印度人把瑜伽視為超脫生老病死、獲得真正解脫的手段。

瑜伽是梵文「yoga」一詞的英譯，字面含義為將牛馬套上裝備的意思，後來隨著瑜伽體系的日趨完善引申為結合、相應。在著名的瑜伽經典《瑜伽經》中則對瑜伽的意義作出了更深一層的解釋，即「抑制心的作用」，對於瑜伽的修行者來講，心的抑制是主要的修行目的，它可以通過調息、冥想達到。但在初級階段，身體的健康是非常重要的，只有在身體足夠健康的狀態下，才能實現人對「心」的調控。所以，瑜伽體位法是瑜伽修行的初級階段也是重要階段。

二、瑜伽的分類

瑜伽發展到今天已經形成了四大主流：亞瑜伽、智瑜伽、信瑜伽和八支分法瑜伽。在瑜伽典籍《薄伽梵歌》中

對這四大主流瑜伽進行了非常明確的論述。

亞瑜伽

亞瑜伽，梵文 Karmayoga.。Karma 原意為行為。亞瑜伽指日常生活中的積極行為，提倡在生活中的每個細小環節都要按照社會職責和生活規律去生活，它把瑜伽納入到社會和對自我行為的約束中。

智瑜伽

智瑜伽，梵文 Jnanayoga.。Jnana 是智慧、知識的意思。智瑜伽中所講的智慧是指能夠覺悟宇宙神妙本原的最高智慧。那麼，智瑜伽則是由學習關於世界本原的知識，並在其指導下運用瑜伽禪定來證悟這個本原的方法。

信瑜伽

信瑜伽，梵文 Blaktiyoga.。Blakti 意為誠信、虔信。信瑜伽是強調人對神的虔敬信仰，可以受神的庇護而得到解脫。

在所有瑜伽類別中，信瑜伽體現了最明顯的宗教性。

以上三種瑜伽分別針對於行為、信心及智慧三方面，各有側重地進行修練。但在現實生活中，只有八支分法瑜伽對身、心雙重的訓練提出了更加全面、明確的方法。

八支分法瑜伽

八分法瑜伽，梵文 rajayoga。raja 又稱王瑜伽，為瑜伽類別中的最高別級。

八支分法瑜伽將瑜伽修持劃分為八個階段，從身體到心理的不同鍛鍊，最後達到可以「控制心識，停止思想，與我相應，持之以恒，方可到達平靜安逸」（選自《薄伽梵歌》的境界。

　　這八個階段分別是：禁制、勸制、坐法、調息、制感、執持、靜慮、三昧。

三、適合現代人練習的「八支分法瑜伽」

　　上面講過的「八支分法瑜伽」的八個階段分別是對應身體的行為，調節身體健康及控制心念的逐步升級，現在我們了解一下各階段的意義。

　　1. **禁制**：指對人的道德行為的約束。具體內容為，非暴力、正直、不盜、不淫、不貪。

　　2. **勸制**：指對自身的道德素養的培養。分為清淨、滿足、忍耐、自己學習、歸向神靈。

　　3. **坐法**：即指對身體的鍛鍊——瑜伽體位法。

　　4. **調息**：瑜伽中練習呼吸的方法。深吸和深呼之後的停頓稱作調息。

　　5. **制感**：在調息過程中可以控制所有感官不再被外界事物所影響。

　　6. **執持**：在制感的基礎上使心靈保持穩定。

　　7. **靜慮**：當心靈保持在穩定的狀態之後，再將這穩定進一步擴展，進入靜慮階段。

　　8. **三昧**：是執持、靜慮的最終目的。此時的心念已不被物質影響和約束，而進入自由自在的境地。

現代人受到太多物質的引誘，即使擁有越來越多的物質，依舊難以滿足日益膨脹的需求。隨著新需求的不斷出現，內心永遠得不到滿足，精神上越來越緊張焦慮。

　　如何消除這些憂慮呢？瑜伽能將人們從這些緊張中解脫出來。透過瑜伽練習可以改善便秘、風濕、頸肩酸痛等現代疾病；可以消除辛苦工作後的緊張、勞累；可以恢復身心健康，彌補心靈空虛，獲得真正的快樂和滿足。

四、瑜伽治療的產生和原理

(一)瑜伽治療的產生

　　最早創造出瑜伽的是一群在喜馬拉雅山腳下的修行人。他們與自然環境抗爭著。思索著怎樣生存下去，思索著怎樣保持身體健康。

　　當他們觀察到身邊動物的生活時從中獲得了啟發，進而進行模仿：模仿動物的身體形態、運動中的形態，動物的睡眠、呼吸方式等，並經由不斷的實踐，發展、改進成為一系列針對身體各部位的運動方式，最後形成了瑜伽體位法，保證了身體健康。

(二)瑜伽治療的原理

1. 瑜伽練習的特點

　　瑜伽的體位練習對發展身體、精神及心靈有著深刻的意義和價值，而並非只是鍛鍊肌肉和骨骼的運動。許多運動諸如健身操、跑步、體操等鍛鍊可以發展人的大肌肉

群，這就需要較多的營養和大量供血。要求心臟必須努力工作，呼吸系統也必須處於積極狀態，經過這樣練習後，年輕人會感到身體強壯。然而隨著年齡增大，各部機能漸漸遲緩，以往過度使用的骨關節軟骨趨於強直，過度發展的肌肉也變得鬆弛而不再結實，脂肪慢慢替代了肌肉組織，原來健碩的身體開始發胖。顯然，兒童、老年人、體弱多病者不適合參與這些運動。

瑜伽練習的情況則大不相同。每一體位的動作都是配合平緩的呼吸、伴隨著放鬆和專注的意念慢慢進行的，這可以使人體內外的各個系統功能得以充分發揮。神經系統、內分泌系統以及肌肉充分地發揮功能，對於治癒疾病有著極為有益的物理及心理效應，適應人群也極為廣泛，從兒童到老年人，從健康人到病人都可以根據自身狀況選擇各種不同的瑜伽練習。

2. 瑜伽練習的身體效益

瑜伽練習可以使內分泌系統得到控制和調節，可以使內分泌系統的八個不同腺體同時分泌出不同適量的激素，使身體中產生病變的器官得以修復，重新實施正常職責。可以使消化系統受到刺激產生適量的消化液，如唾液、等，使交感神經處於平衡狀態，使內臟器官趨於活躍又不過度疲勞。同時呼吸系統、排泄系統、循環系統、神經系統、肌肉、骨骼也得到相應調整。從而使人體健康維持在最佳狀態。

3. 瑜伽給人心理帶來的巨大影響

瑜伽體位中呈現出來的姿勢都是在呼吸平緩、內心平靜的狀態下完成的。當我們可以在任何一個體位上穩定地

停留時，我們的內心是滿足平靜的。這時人的精神堅強、耐力增強，恒心和集中力得到發展。

平衡力和活力成為正常的精神壯態，可以平靜地面對悲傷、焦慮和人世間的問題。精神狀態一旦穩定，生活變得輕鬆，對於苦難和挫折可以泰然處之。瑜伽練習釋放出的潛力反射出自信心和包容心，可以變為語言和行動，鼓舞自己和他人處在積極健康的狀態中。

五、瑜伽練習的注意事項

（一）空腹練習，進食後至少 2 小時才能練習。最佳練習時間在清晨。

（二）每一個動作都要配合呼吸緩慢完成，動作靜止時要將意念集中在所鍛鍊的部位。

（三）任何動作都要在自身能力範圍內完成，不要勉強，以免造成肌肉或骨骼受傷。

（四）穿著寬鬆、便於舒展身體的衣服，練習中不佩戴任何飾品。

（五）練習前後一小時不要淋浴。

瑜伽治病

一、呼吸系統疾病的治療

　　呼吸對於任何一個人來說都是非常重要的，可以說我們的生命就是在一呼一吸間維持的。但我們多數人呼吸得並不正確，我們習慣短暫快速地喘氣，這樣每次呼吸只用了我們肺臟下部形成了氣體滯留，加上很多人用口呼吸也是造成呼吸系統感染病變的一個原因。

　　呼吸系統的功能在於將吸入身體的氧氣供給全身的組織和細胞，再將二氧化碳排出體外。瑜伽的呼吸是由胸腹的擴張和收縮來完成的，從鼻子到胸部到腹部，空氣柔和地流動，緩緩地充滿全身，補充了身體所需氧氣並強壯了整個呼吸系統。

（一）治療肺炎的練習

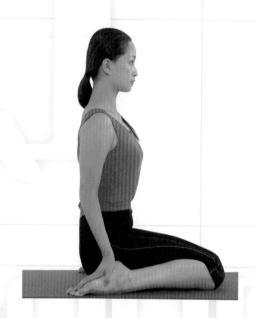

圖1

　　肺炎多由病菌感染引起。肺臟與大氣相通，全身血液流經肺臟，當血液遭受病菌感染就會導致肺部炎症，形成肺炎。透過以下體位法的練習可以鍛鍊胸頸部，使上呼吸道得到刺激強壯，同時也增強了肺部抵禦病菌的能力。

榻　式

　1.跪坐，兩膝併攏，兩腳分開，臀部放在兩腳之間。（圖1）

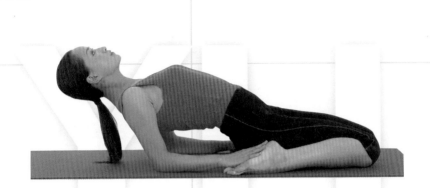

圖2

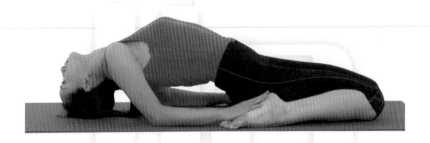

圖3

2.兩手放在雙腳上。呼氣,身體慢慢向後仰並放下,以兩肘支撐身體。(圖2)

3.頸和胸挺起,使背部成拱形,頭頂地,使背完全離開地面。(圖3)

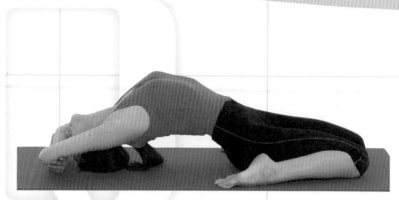

圖 4

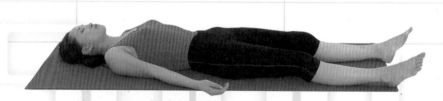

圖 5

4. 兩臂交叉，雙手抱肘，將抱肘的雙臂放到地板上。正常呼吸。保持 1 分鐘。（圖 4）

5. 吸氣，背和頸部滑放在地面上，放鬆身體，放開雙手，慢慢伸直雙腿，背部著地，仰臥，休息。（圖 5）

療效：強壯肺部；使頸部肌肉得到伸展；腹部器官得到滋養；甲狀腺及甲狀旁腺得到調整。

注意：飯後不宜立即練習。

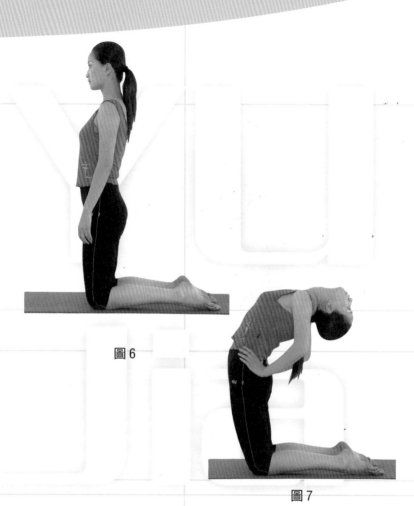

圖6

圖7

駱駝式

1. 跪立，兩腿分開，腳背貼地。（圖6）

2. 吸氣，兩手放在體側，脊柱輕輕向後彎，伸展大腿肌肉。（圖7）

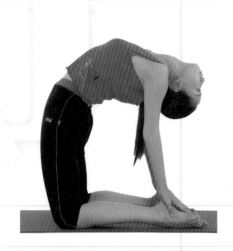

圖 8

3. 吸氣同時將雙掌放在腳底，頭向後仰，大腿垂直於地面，脊柱向大腿方向推。（圖 8）

4. 保持 30 秒鐘，身體還原，恢復跪立姿勢。

5. 坐下休息。

療效：伸展和強壯脊柱；促進血液循環；糾正駝背和兩肩下垂的不良體態；動作靜止時加強肺部運動，使呼吸系統更加強壯。

(二)治療哮喘的練習

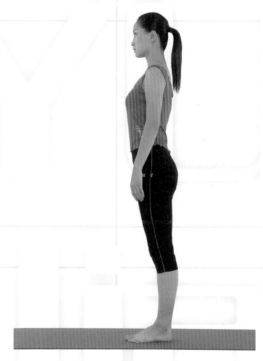

圖9

　　哮喘又稱支氣管哮喘，是一種慢性氣道過敏性炎症，當氣道受到刺激時會出現咳嗽、呼吸困難及喘息的現象。治療哮喘最好的方法是保持肺功能的正常。以下動作對於擴展胸部、強健肺功能有很好的效果。

手臂伸展式

1.站立，兩腳併攏，兩臂垂於體側。（圖9）

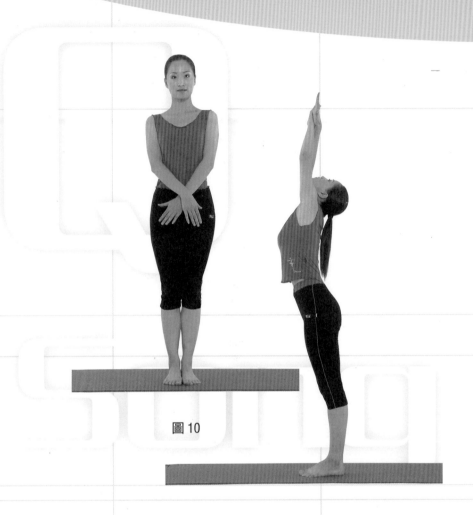

圖 10

圖 11

2. 兩手體前下方交叉，伸直頸部。（圖 10）

3. 吸氣，兩腕交叉，頸項向後彎，慢慢將兩臂向頭上方舉起。雙手高舉過頭，並向頭後伸。屏息，頸項向後彎，保持 5 秒鐘。（圖 11）

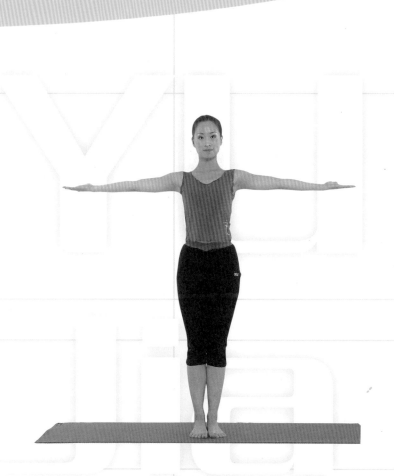

圖 12

4. 呼氣，兩臂下落至體側平伸，掌心向上，伸直頸
項。保持 5 秒鐘，正常呼吸。（圖 12）

5. 吸氣，舉雙臂，雙手再次頭上交叉，頸項向後彎
曲。屏息，保持 5 秒鐘。（見圖 11）

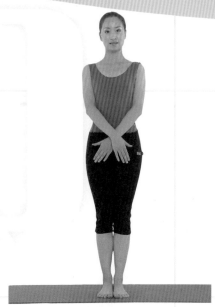

圖 13

6. 呼氣，兩手保持交叉姿勢下落至身體下方，伸直頸部。（圖 13）

7. 回復站立。重複 12 次。（圖 13）

療效：刺激血液循環，強壯上胸部。有利於胸部的擴張。同時放鬆肩關節，治療駝背，強壯脊柱。

雙角式

1. 站立，兩腳分開，兩手垂於體側。（圖 14）

2. 吸氣，兩臂背後，十指交叉。（圖 15）

3. 呼氣，上身自腰起向前彎曲，儘量使兩臂向頭上方和後方伸展，保持這一姿勢 20 秒鐘。（圖 16）

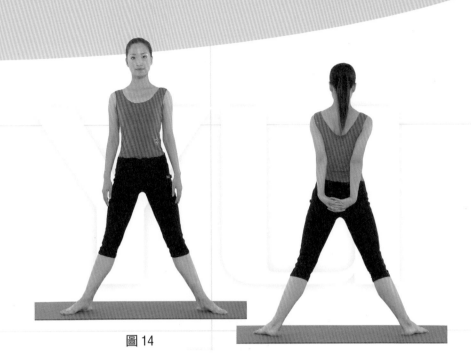

圖 14

圖 15

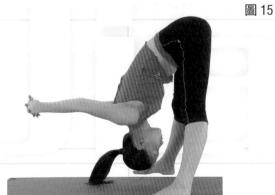

圖 16

4. 回復站立。重複 3～5 次。

療效：強壯胸部器官。增強上背部和肩膀的肌肉群，發展兩腿和手臂的肌肉。

(三)治療支氣管炎的練習

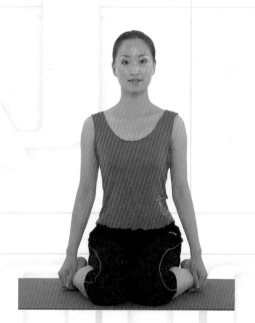

圖 17

支氣管炎是常見的呼吸系統疾病，主要由於病菌感染造成氣道黏膜發炎。胸部的鍛鍊及平穩深長的呼吸都是有效強壯呼吸道的方法。

英雄式

1. 跪坐，雙膝併攏，兩腳分開，腳背貼地，臀部放在兩腳之間。（圖17）

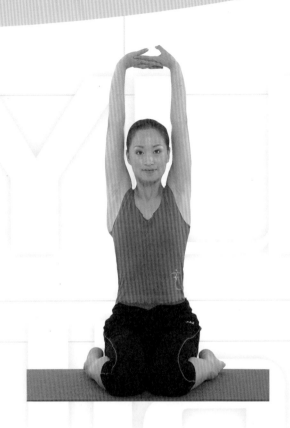

圖 18

2. 兩手十指相交，掌心向外翻，兩臂向頭頂上方伸
展。背要挺直，呼吸深長而均勻。儘量長久地休持這個姿
勢。（圖 18）

3. 呼氣，放開雙手，下落至體側。

療效：擴展胸部，強壯肺功能。消除腳跟疼痛，緩
解、治癒膝部痛風、風濕等症狀。

喉呼吸

1. 任何時候，任何姿勢都可以練習此姿勢。
2. 吸氣時輕輕將喉部上提，聽到像（sa）的聲音發出。
3. 呼氣時放下輕提的喉部，聽到像（ha）的聲音發出。

療效：做喉呼吸時，呼吸通常是很深的，它可以使整個呼吸系統充分運作，同時能使心靈和神經系統寧靜安詳。

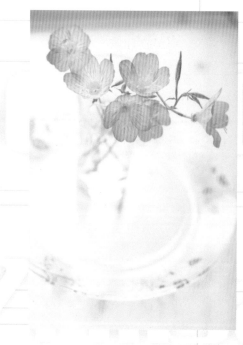

二、心血管系統疾病的治療

　　人體活動的中心是心臟，它猶如一台肌肉泵，依靠肌肉壁纖維的力量控制血容量、血壓及血管內徑的神經系統以及血流量，由此形成心血管系統。心血管系統統領全身，一旦心臟停止工作，全身各系統隨之癱瘓。常見的心血管疾病普遍源於退行性病變，此外飲食過量、缺乏運動、緊張情緒得不到放鬆、睡眠不足等等，都會有礙正常的血液循環而造成心血管疾病。有規律地練習瑜伽可以改善諸多亞健康狀態，防止心血管疾病發生。

(一)治療高血壓的練習

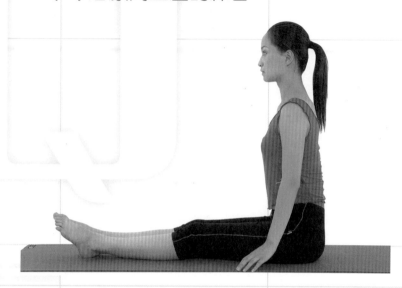

圖 19

　　造成高血壓的主要原因是不斷的緊張和刺激，練習瑜伽可以減少緊張和神經質。

雙腿背部伸展

　　1.挺直上身平坐，全身放鬆，兩腿向前伸直、併攏。（圖 19）

　　2.吸氣，雙臂自前平伸慢慢高舉過頭。（圖 20）

　　3.呼氣，保持雙臂姿勢，從腹部開始彎曲上身，將身體拉近雙腿，以感到舒適為度。（圖 21）

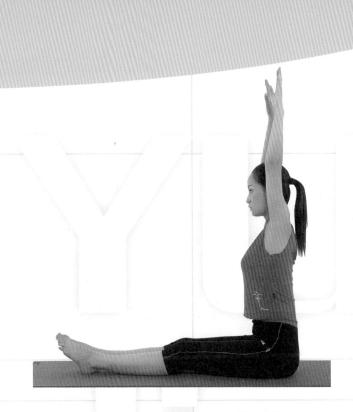

圖 20

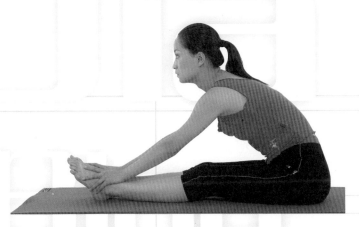

圖 21

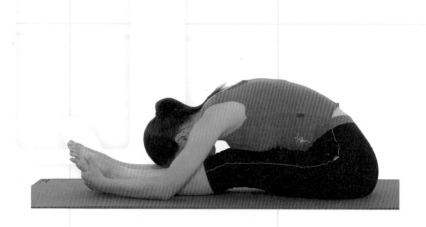

圖 22

4. 低頭，使之儘量接近雙膝，閉上雙眼，將注意力集中在眉心一點上。保持 10 秒。（圖 22）

5. 吸氣，伸直雙臂，逐漸抬高身體，回復開始坐姿。

療效：改善血液循環；按摩心臟；調整腦下垂體；伸展、強壯背部，恢復精力；增進脊柱彈性，使肩膀、雙臂、雙腿肌肉得到伸展；刺激腹部臟器運動，促進消化、排泄。

注意：做此練習時千萬不要用力牽扯身體！保持靜止的狀態時全身應完全放鬆。

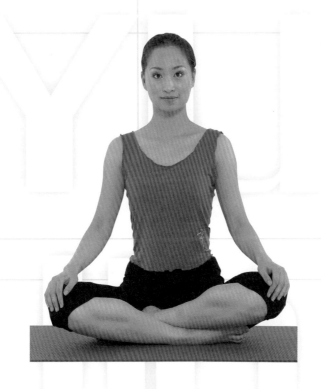

圖 23

清理經絡調息

坐在地上，兩腿向前伸直，先彎起右小腿，把右腳放
在左大腿之下；再彎起左小腿，放在右大腿之下。挺直背
部，雙手放在膝上。（圖 23）

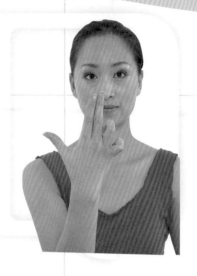
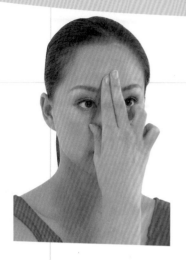

圖 24　　　　　　　　　　　　圖 25

請按以下階段進行練習

　　第一階段：右手食指和中指放在前額中央。拇指放在右邊鼻孔旁邊，以此控制出入右鼻孔的氣流；無名指放在左邊鼻孔旁邊，以此控制左鼻孔出入氣流。（圖 24）

　　1. 用拇指輕按右鼻孔，只用左鼻孔呼吸。呼吸應緩慢、穩定而深長——每次吸氣要儘量充滿雙肺（但不要引起身體不適），呼氣時應呼出全部空氣。呼氣和吸氣時間的長短應相同。不要過於使勁。將上述呼吸完成 5 次（即 5 次吸氣和 5 次呼氣）；（圖 25）然後移開拇指，用無名指壓住左鼻孔，只用右鼻孔呼吸，同樣完成 5 次（圖 25、26）

　　2. 以上左右鼻孔交替為一組練習。共做 25 組。這個階段做 15～20 天沒有困難後，可進入下一階段練習。

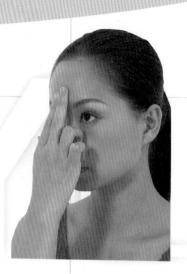

圖 26

第二階段：手的姿勢同第一階段練習相同。

1. 用拇指按住右鼻孔，左鼻孔吸氣。再按住左鼻孔，用右鼻孔呼氣。然後，右鼻孔吸氣，左鼻孔呼氣。重複以上順序；左鼻孔吸氣，右鼻孔呼氣，右鼻孔吸氣，左鼻孔呼氣。做 25 組。

2. 將第一、二階段練習合起來做 10 天。

療效：清理經絡調息的益處極大。在身體方面，能清除血液中的毒素，給身體帶來額外的氧氣供應，從而滋養全身，排除體中的濁氣。從精神方面，可以使人獲得精神煥發、心情愉快、心境平和的感覺，這也正是防治高血壓病的最好方法。

注意：在呼吸練習的過程中，不應該有呼吸急促的感覺。每次呼吸都要深長、柔和，以聽不到鼻息為標準。

(二) 治療心絞痛的練習

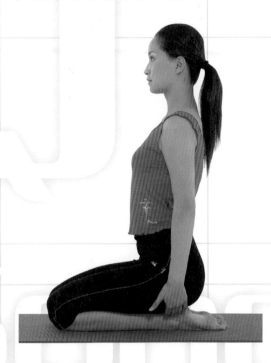

圖27

　　心紋痛的發病原因由於胸壁肌肉、肋間神經病經、心血管病變等引起，緩解疼痛的方法是要改善冠狀動脈的供血。同時，適當地放鬆緊張的精神也是緩解此症狀的很好方法。

叩首式

1. 跪坐，臀部坐在兩腳腳跟上，脊柱伸直。（圖27）

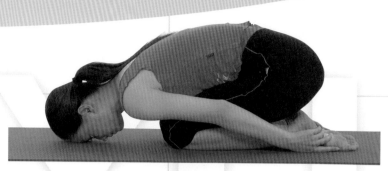

圖 28

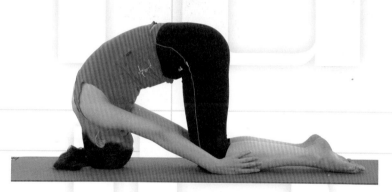

圖 29

2. 呼氣，上身向前彎曲，把前額放在地板上。（圖 28）

3. 抬起臀部，讓頭頂頂地，兩腿垂直地面。正常呼吸，保持 10～15 秒鐘。（圖 29）

4. 回復到跪坐姿勢。重複 10 次。

療效：增加了心臟及頭部供血，使腦部慢慢適應增大的血量。

注意：高血壓或眩暈病人不宜做此練習。

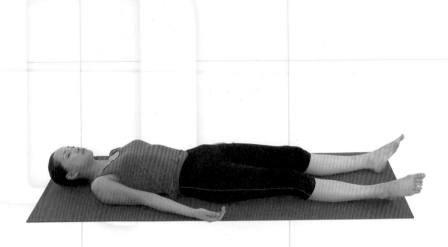

圖 30

仰臥放鬆功

1. 仰臥，兩臂放在身體兩側，掌心向上，兩腿自然伸直。（圖 30）

2. 閉上雙眼，全身放鬆，平靜而自然地呼吸。

療效：使心靈得到安靜，消除神經緊張，全身充滿暢順的氣流。對於治療緊張造成的疾病有很好的效果。

注意：當你感覺到身體不適或疲倦時，可以練習 10 分鐘～1 小時。

(三)治療低血壓的練習

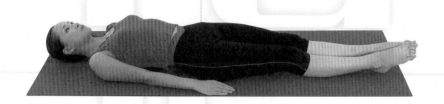

圖 31

　　低血壓和高血壓相比被認為是平安無事的。但是，由於血流不暢，膽固醇滯留在血管中，阻礙了腦部血液流通，易引起腦軟化。

　　低血壓還容易引起疲倦以及周身發軟、目眩、心跳、失眠等病症，改善心臟的供血可有效治療低血壓。

肩倒立式

　　1. 仰臥，兩臂平放在身體兩側，掌心向下。（圖 31）

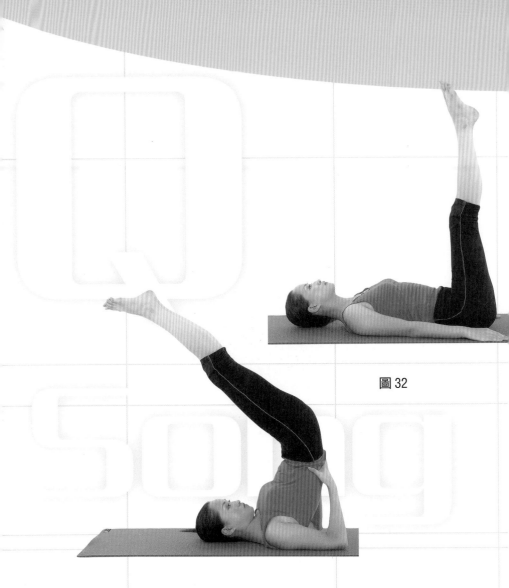

圖 32

圖 33

2. 雙腿慢慢向上舉起，同時吸氣。（圖 32）

3. 腿向身體上方抬起，讓臀部也離開地面，直至兩腿伸直在頭部之上，配合呼吸，兩手托住腰部。（圖 33）

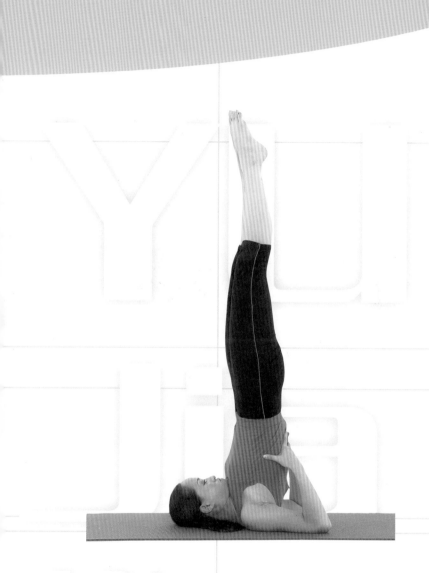

圖 34

4. 慢慢伸直雙腿，讓它與地面垂直，收下巴，使其頂住胸部，舒適地呼吸，保持 1～3 分鐘。（圖 34）

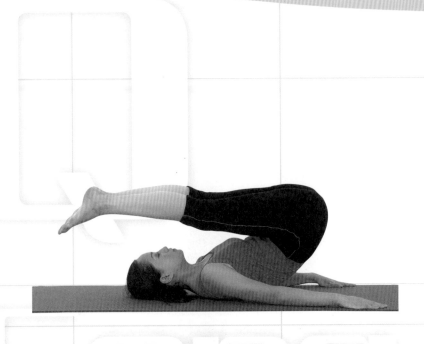

圖 35

5.回復時，慢慢放低兩腿，讓它再次在頭上方伸展。雙手平放在地面上，掌心向下。（圖 35）

療效：使血液自由流入心臟而無須克服地心引力的作用，既補充了腦部供血，使雙眼、頭皮、面部組織充滿活力，又有助於消除下半身的疲勞，使腹部臟器恢復活力，消除便秘。

注意：高血壓患者不宜做此練習。

三、內分泌系統疾病的治療

　　我們體內的內分泌腺體支配著身體各器官的活動，當腺體功能失常時，也就是分泌作用不平衡時，便會導致身心的疾病。

　　瑜伽練習可以舒緩擠壓各腺體，恢復和保證到達各器官包括內分泌腺的神經聯繫，使身體所有部位都受到輕柔的按摩，使全身內分泌腺處於良好狀態。

（一）治療甲狀腺機能亢進的練習

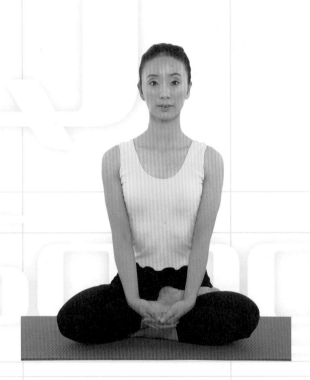

圖 36

山 式

1.雙腿盤坐，右腿彎曲放在左大腿上，左腳腳底緊貼右大腿內側，兩手十指交叉。

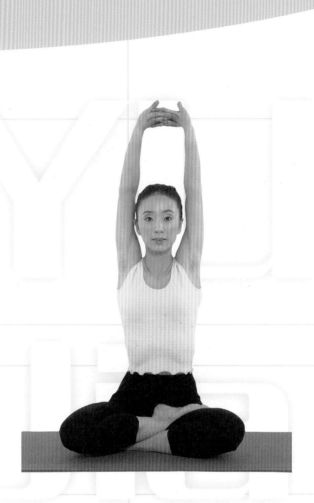

圖 37

　　此為瑜伽練習中的半蓮花坐姿。（圖 36）

　　2.十指交叉，向頭上方伸展。（圖 37）

　　3. 低頭，下巴貼在胸骨，慢慢呼氣。將手心轉向上方。兩臂儘量向高處伸展。深長而平穩地呼吸，伸直背部。保持 1 分鐘。（圖 38）

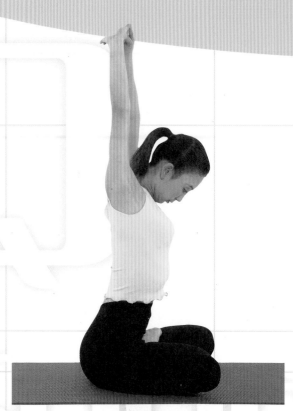

圖 38

4. 吸氣，抬起頭來平視前方，兩手分開經體側放下還
原。

5. 換左腳放在右大腿上，重複練習以上動作。

療效：甲狀腺素分泌過剩，代謝過程過分活躍，會使
人消瘦，神經系統變得敏感，導致雙手震顫、心悸及神經
質。山式有助於安寧神經，頭部輕壓刺激甲狀腺分泌，可
使甲狀腺素分泌趨於正常。還可擴張、發展胸部，強壯腹
部器官，消除肩部不適。

(二)治療甲狀腺機能減退的練習

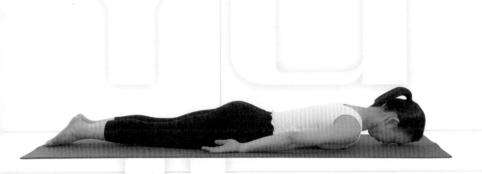

圖 39

人面獅身式

1. 俯臥，額頭貼地，兩腿伸直。（圖 39）

2. 屈肘，兩手掌心放在頭部兩側。做 2～3 次呼吸，全身放鬆，吸氣，慢慢抬高頭和胸，保持兩上臂垂直於地面，頭儘量向後仰。正常呼吸，保持 15～30 秒鐘。（圖 40）

3. 呼氣，慢慢回復到開始姿勢。

4. 重複 3 次。

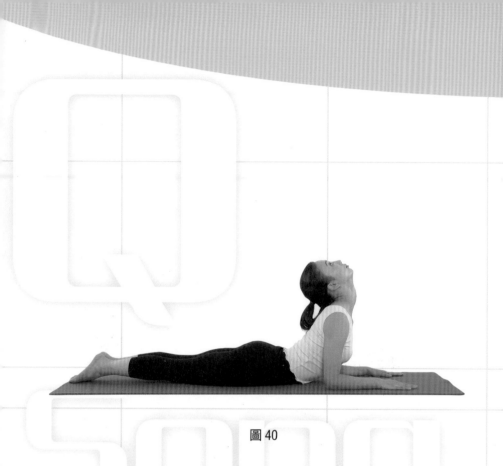

圖40

療效：腭部、頸部、喉部、胸部、腹部和雙腿都得到鍛鍊和加強。頸部的伸展會刺激甲狀腺的活動，使腺體的活動得到平衡，使背部肌群得到伸展，從而舒緩、消除背部與頸部區域的僵硬不靈和緊張。

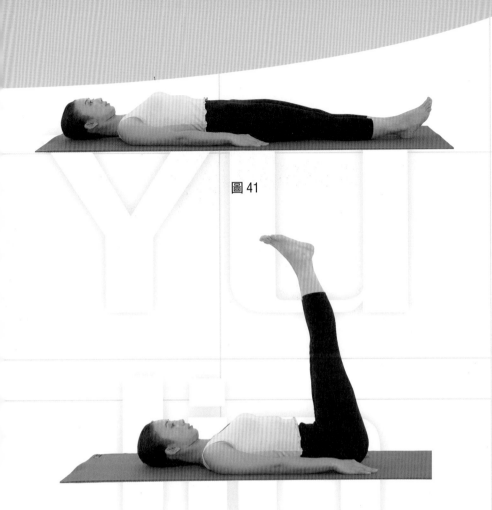

圖 41

圖 42

犁 式

1. 仰臥，兩腿平伸，兩腳併攏，兩手平放在體側，掌心向下（圖 41）

2. 吸氣，兩腿併攏，兩膝伸直，兩掌一邊輕輕用力下按一邊收縮腹部肌肉舉起雙腿。（圖 42）

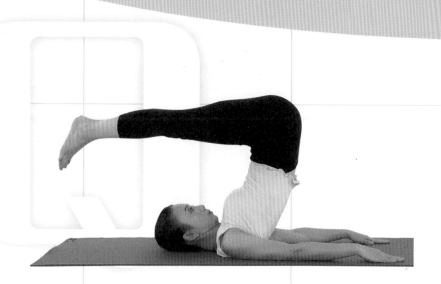

圖 43

3. 當兩腿抬至與身體成 90°角之後，呼氣，繼續將兩腿向後擺，至兩腳伸過頭後，臀部和下背部會自然離開地面。（圖 43）

4. 如果此時感覺你的脊柱發僵，那麼，你可以保持此姿勢 10 秒鐘，然後從最接近地面的脊柱開始慢慢放下背部、臀部，雙腿回復平躺姿勢。放鬆休息。

5. 如果你能繼續舒適地保持圖 43 的姿勢，那麼，可以讓雙腿繼續下落至腳趾碰到地面。保持 10～15 秒鐘，緩慢而有規律地呼吸。（圖 44）

6. 還原。方法是將身體從最接近地面的那部分脊柱開始慢慢放下背部、臀部、雙腿，回復平躺姿勢。放鬆休息。（同圖 41）

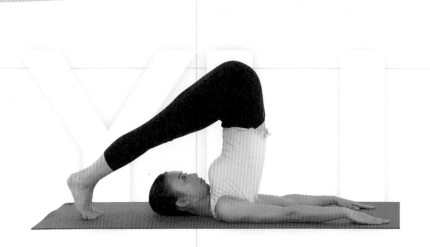

圖 44

療效：甲狀腺機能減退的病人會有抽搐、懶散、愛瞌睡等症狀發生。同時，還影響新陳代謝的過程和蛋白質、脂肪、碳水化合物的轉化。這些都是由於甲狀腺素分泌不足引起的。做犁式練習可以調整甲狀腺，改善新陳代謝，刺激血液循環，滋養全身 32 對脊柱神經，使大量血液流向頭部，滋養臉部和頭部；可以使整個身體得到伸展，消除肩膀和兩肘的僵硬感，消除腰圍線、髖部、腿部的脂肪。防治便秘。

注意：年老體衰的人應該先咨詢醫生後再決定是否做此練習。患坐骨神經痛的人不宜做此練習。初學者和高血壓病人應先在頭後放一張椅子，把雙腳放在椅子上練習。

(三)治療糖尿病的練習

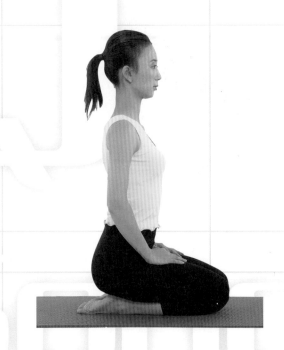

圖 45

　　糖尿病是最常見的代謝性疾病，主要由胰島素絕對缺乏或相對缺乏造成，但是糖尿病的產生還與腎上腺、垂體、甲狀腺以及腎臟和神經系統有很大關係。所以，保持血糖水平的恒定是一個需要整體內分泌系統功能正常的全面過程。

頭倒立式

1. 雙腿跪坐在腳跟上，兩手放在大腿上。（圖 45）

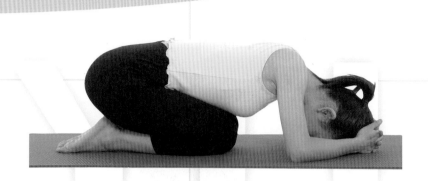

圖 46

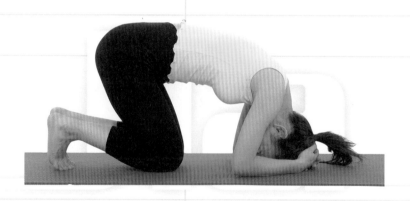

圖 47

  2. 雙手十指交叉。腰部以上向前彎曲,將交叉的雙手及前臂置於頭前的地板上。(圖46)
  3. 繼續向前彎腰,使頭頂挨著地板,後腦緊靠交叉的雙手。臀部相應抬起。(圖47)

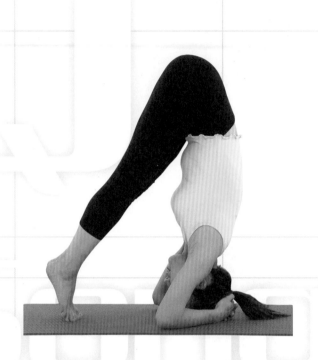

圖 48

4. 腳趾輕輕撐住地面，兩腿慢慢伸直，使臀部抬到最高點。腳尖踮地，小步行走，向頭部靠攏，使臀部推向頭的上方，脊柱伸直近似與地面垂直。（圖48）

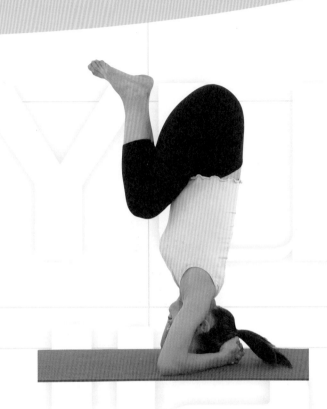

圖 49

5. 當感到身體平穩時，緩緩將膝部彎曲，慢慢抬起雙腳，並將彎曲的雙膝儘量靠近胸部，呈屈膝倒立姿勢。（圖49）

6. 練此功法的頭幾天，做以上姿勢保持 30 秒鐘即可，呼吸應緩慢而安靜。當你能夠穩定地保持這一姿勢而不前後搖晃時，可以練習完全的頭倒立。

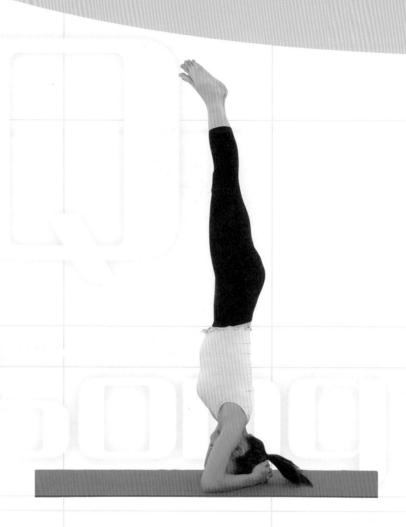

圖 50

7. 在圖 49 的基礎上漸漸伸直雙腿，直至呈完全垂直倒立狀態。呼吸應調至細勻、輕緩、安靜。保持 30 秒鐘。（圖 50）

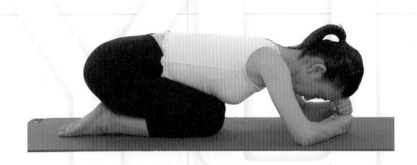

圖51

8. 還原時應先屈膝，慢慢放低兩腿，直至兩腿和兩膝
順序接觸地面為止。雙手握拳，左拳置於右拳之上，前額
放在拳上，放鬆 30 秒鐘。使全身血液循環恢復正常。（圖
51）

療效：頭倒立時，湧入大腦的血流增多，對松果腺和
垂體有益；對全身及內分泌系統也極為有益，有助於減輕
內分泌腺體的各種毛病，使內臟器官得到充分休息。還可
治療靜脈曲張。為此頭倒立式被譽為瑜伽姿勢之王。

注意：

1. 初學者先靠著牆練習。

2. 患有高升壓、心臟病、暈眩、嚴重近視眼或體內毒
素過多的人應避免此練習，頭部受過重傷的人練習前應先
咨詢醫生。

(四)治療低血糖的練習

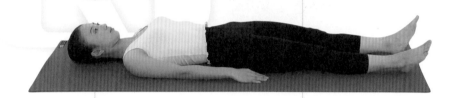

圖 52

低血糖與身體內血糖下降的程度有關，血糖下降的程度又與腎上腺素分泌過多、胰島素分泌過多及垂體前葉功能低下等有關。低血糖常常引起倦怠、乏力、出汗、焦慮、臉色蒼白等，嚴重時會出現頭痛、頭暈、肌力軟弱等。

治療低血糖症需要刺激內分泌腺體的分泌，以調整各腺體恢復正常。

輪　式

1.仰臥，自然平躺，雙腿伸直，兩手放在體側，掌心向下。（圖52）

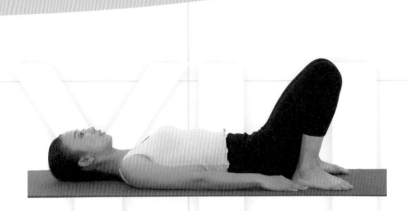

圖 53

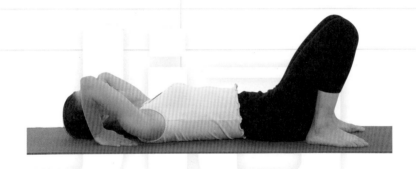

圖 54

2. 屈膝，兩腳跟收回緊貼臀部。（圖 53）

3. 兩腳底平放在地上。雙手放在頭部兩邊，掌心平貼地板，指尖向著腳的方向。（圖 54）

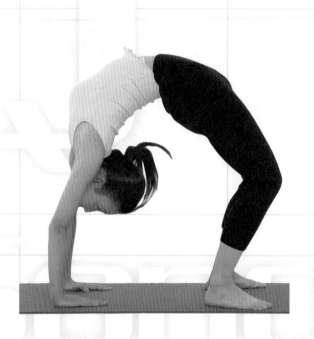

圖 55

4.深吸氣，拱起背部，將髖部與腹部向上推起。頭部向下垂，同時雙手、雙腿均勻用力向下按住地板。舒適而平穩地呼吸。保持 10 秒鐘。（圖 55）

5.彎曲雙肘，慢慢把頭放回地面上，接著把背部滑回地面上。（圖 56）

6.雙臂、雙腿伸展開，回復平躺姿勢。重複 2～3 次。

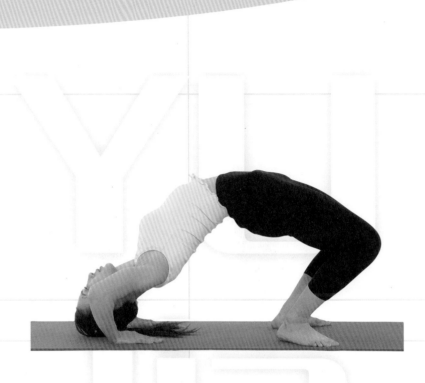

圖 56

　　療效：使身體前側得到有力的伸展，滋養和強壯腹部各肌肉，使內部器官和各種腺體受益。增強背部肌肉群，放鬆肩關節和頸部肌肉，使脊柱保持健康和柔韌；使全身的血液循環得到增強，新鮮的血流流入頭部，使頭腦清爽、思維敏銳。

　　注意：高血壓、冠心病、胃潰瘍患者不宜做此練習。近期骨折和腹部做過手術的人也不能練此姿勢。

(五)治療肥胖的練習

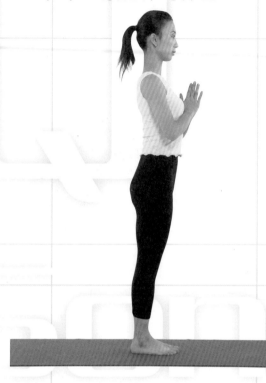

圖 57

由於現代社會的不良飲良結構，越來越多的人患了肥胖症。從醫學角度講，肥胖也是由於內分泌系統失調造成的。甲狀腺功能減退、胰島素瘤、糖元積蓄病等都是引起肥胖的原因。

拜日式

1. 站立，兩腳放鬆，兩掌在胸前合十，正常呼吸。（圖 57）

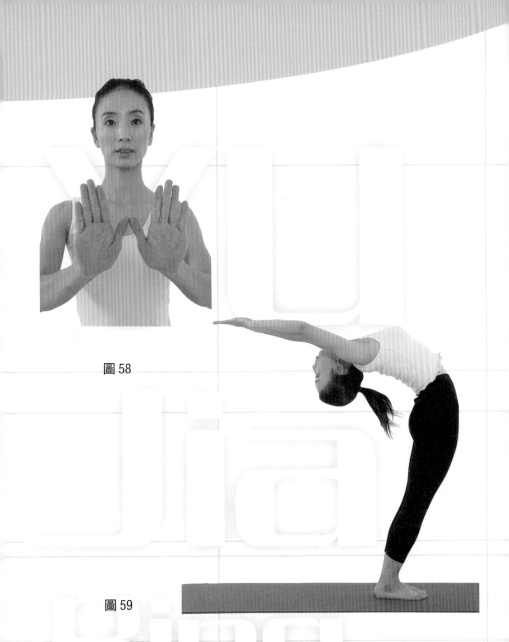

圖 58

圖 59

2. 緩慢吸氣，雙臂高舉頭上（舉臂時，兩手拇指相觸，掌心向前）；上身從腰部起向後彎曲。保持兩腿、兩臂都伸直。（圖58、59）

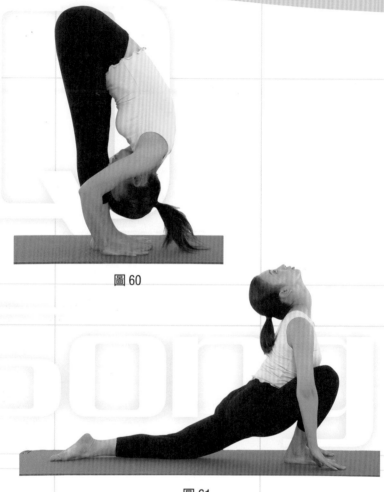

圖 60

圖 61

3. 呼氣，慢慢向前彎曲身體，用雙掌或手指觸地，保持雙膝伸直，儘量使頭部靠近雙膝。（圖 60）

4. 吸氣，保持雙掌放在地板上不動，左腳向後伸展。慢慢仰頭向後彎曲身體，使胸部向前挺出。（圖 61）

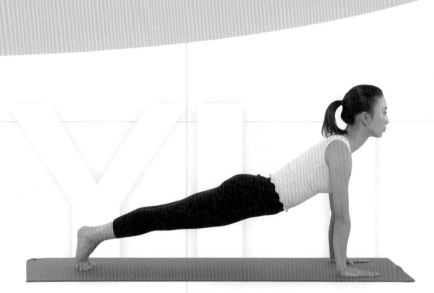

圖 62

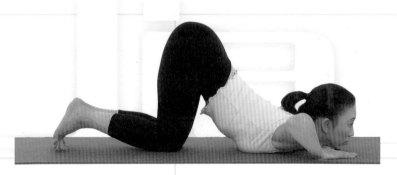

圖 63

　　5. 呼氣，向後移右腳，使兩腳靠攏，兩腳腳跟向上，兩臂垂直於地面，閉氣。（圖 62）

　　6. 吸氣，彎曲兩肘，呼氣，胸部下壓。（圖 63）

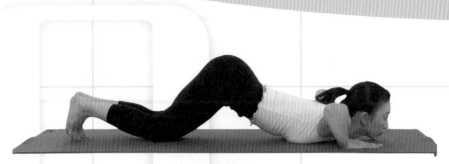

圖64

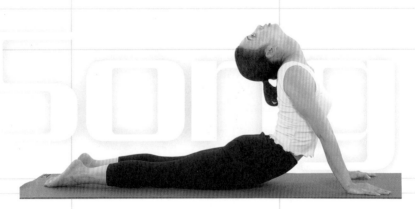

圖65

7. 吸氣，胸部向前方移動，直至腹部，兩條大腿接觸地面。（圖64）

8. 慢慢伸直兩臂，上身向後彎曲，頭部向上仰起。（圖65）

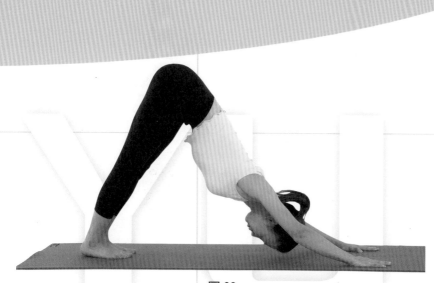

圖 66

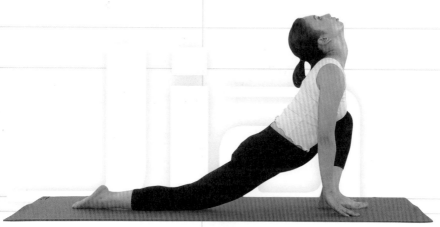

圖 67

9. 呼氣，臀部向上抬起，伸展雙臂、雙腿和背部。
（圖66）

10. 吸氣，彎曲左腿並向前跨出似左弓步。仰頭向上
看，上身向後彎曲。（圖67）

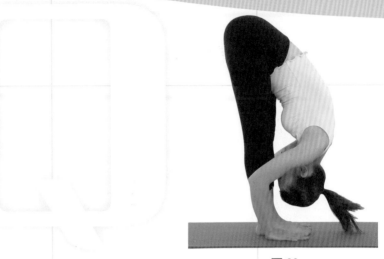

圖 68

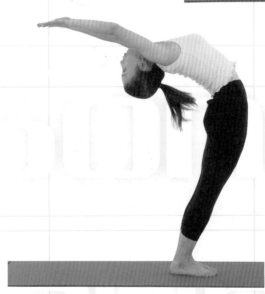

圖 69

11. 一邊保持兩掌放在地板上，一邊呼氣，右腳向前，雙腳併攏，低下頭，伸直雙膝。（圖 68）

12. 吸氣，兩臂和上身向後彎曲。（圖 69）

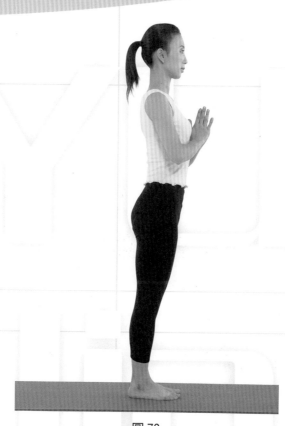

圖 70

13. 呼氣，慢慢將雙手收回至胸前合掌。（圖 70）

療效：對於全身各個不同系統都有很好影響，如內分泌系統、呼吸系統、神經系統、肌肉系統等等。它不僅對每一系統有益，且有助於使各系統之間達至和諧狀態。

注意：不要過於用力而讓身體疲勞。如發燒時不應做此練習。

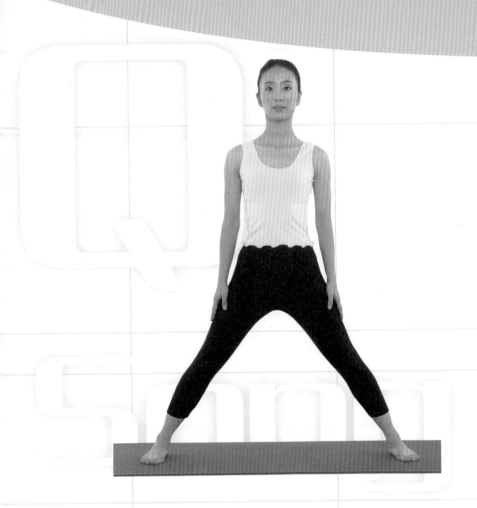

圖 71

三角伸展式

1. 直立，兩腿分開。（圖 71）

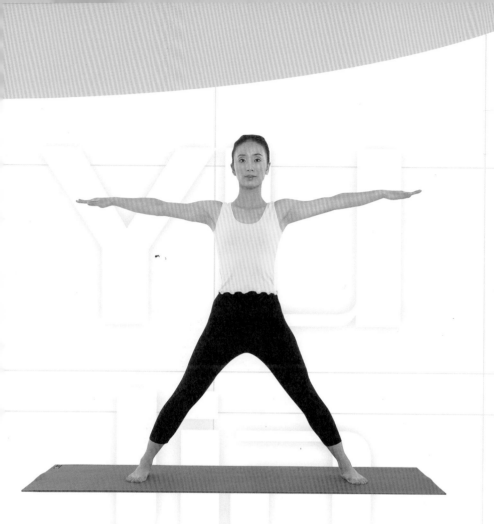

圖 72

2. 兩臂向兩側平伸，與地面平行。（圖 72）

3. 呼氣，慢慢向右側彎腰，保持兩臂成一條直線。儘量向側邊彎曲，右手碰右足，保持 10 秒鐘，舒適地呼吸。（圖 73）

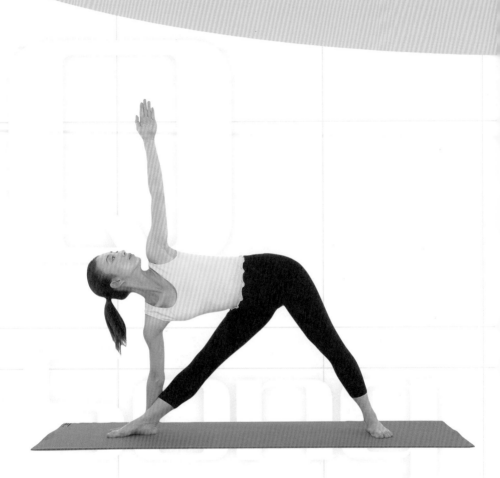

圖 73

4.吸氣，慢慢起身還原。左右各做 5 次。

療效：這一練習有助於消除腰圍區域的贅肉。提高身
體的柔軟度。

注意：懷孕六個月之後的女性不應做此練習。

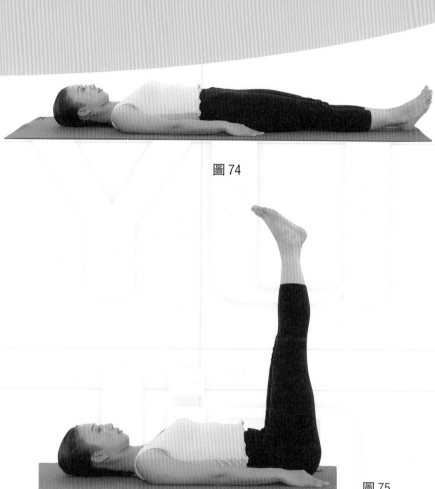

圖 74

圖 75

倒箭式

1. 仰臥，兩手放於體側。（圖 74）

2. 慢慢舉起雙腿，使之與地面垂直。（圖 75）

3. 抬起上身，同時兩肘穩貼地面，兩手放在兩髖處以支撐身體。上身應與地面保持 45°角，雙腿要伸直。保持這一姿勢，正常呼吸。（圖 76）

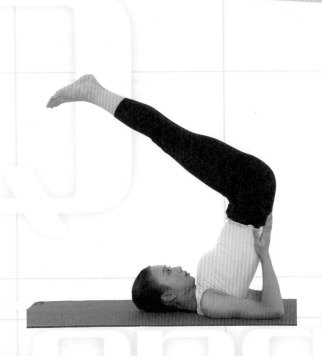

圖76

4. 回復時，輕輕將兩腳放低，略高於頭頂，兩掌放回地面上，慢慢把軀幹放下，回復到平躺姿勢。

療效：使兩腿、骨盆和腹部的充血現象得以消除。使腹部臟器恢復活力，有助於釋放腸道中的氣體。消除便秘，排出體中毒素。做此練習可使甲狀腺、甲狀旁腺、腎上腺等腺體得到強壯。

注意：高血壓患者不宜做此練習。

四、消化系統疾病的治療

消化系統是由胃、肝及腸組成，這幾大器官相互作用，使我們吃入的食物轉化為人體能吸收的物質。消化系統疾病是由於以上幾大器官中任何一部分產生病變造成，同時精神狀態也會影響整個消化系統。如緊張和發怒皆會導致消化不良。

瑜伽練習對整個消化道及保持內臟良好的運作有很好的效果，同時瑜伽的舒緩、柔和可以使人處於平靜安寧的狀態。

（一）治療慢性胃炎的練習

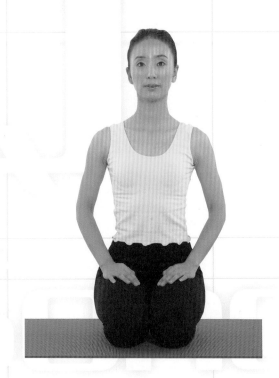

圖 77

慢性胃炎是由不同病因引起的慢性炎症。如飲食無規律，憂愁、生氣、過度勞累等都是導致慢性胃炎的重要誘因。

雷電坐

1. 兩膝跪地，兩小腿和腳背平放地面。（圖 77）

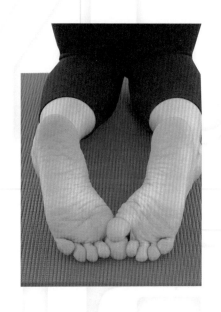

圖 78

2. 兩膝靠攏，兩大腳趾互相交疊，兩腳跟向外分開。伸直背部，將臀部放在兩腳內側，即在兩個並列的腳跟之間。（圖 78）

療效：有助於心靈和平安靜。特別是在飯後練 5～10 分鐘，可促進消化系統功能，對於急、慢性胃炎及患有坐骨神經痛、骨感染的人也極為有益。

（二）治療便秘的練習

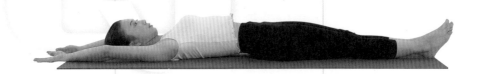

圖 79

　　便秘是困擾許多現代人的常見病症。尤其是白領一族，他們工作壓力大，精神緊張，時常焦慮，加上不注意飲食、鍛鍊，導致腸功能紊亂而形成便秘。長期便秘造成人體內有害物質不能及時排出，日積月累，這些有毒物質就會成為致癌凶手。所以，透過運動加快腸道蠕動是改善便秘的好方法。

上伸腿式

1. 仰臥，吸氣，兩臂上平舉，自然伸直。（圖 79）

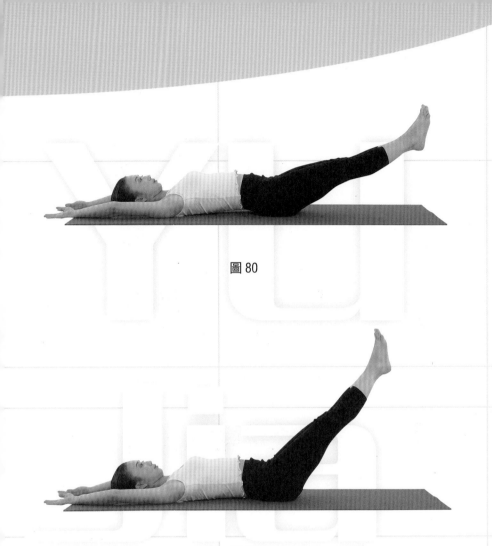

圖 80

圖 81

2. 呼氣，慢慢抬起雙腳，與地面成 30°角。正常呼吸，
保持 20 秒鐘。（圖 80）

3. 呼氣，再抬起雙腿，與地面成 45°角。正常呼吸，保
持 40 秒鐘。（圖 81）

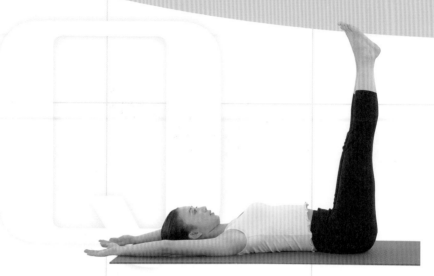

圖 82

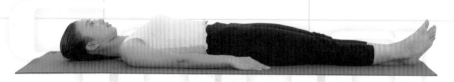

圖 83

4. 呼氣，再抬起雙腿，與地面垂直。正常呼吸，保持40秒鐘。（圖82）

5. 呼氣，將兩腿慢慢放回到地面，放鬆休息。

6. 重複2～5次。

療效：對於胃氣脹、胃部不適的人非常有益，同時可增強腰背部力量，補養強壯腹部臟器，刺激旺盛消化過程。消除便秘。

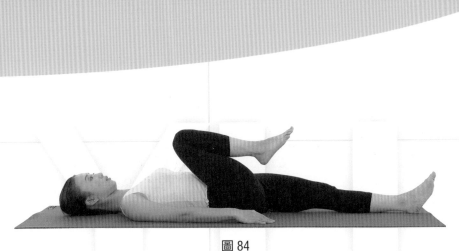

圖 84

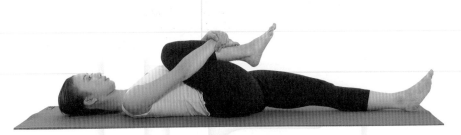

圖 85

炮彈式

1. 仰臥，雙腿伸直。（圖 83）

2. 吸氣，屈右膝，儘量貼近胸部。（圖 84）

3. 呼氣，兩手十指交叉，抱住右膝。深呼氣，儘量把氣呼盡。（圖 85）

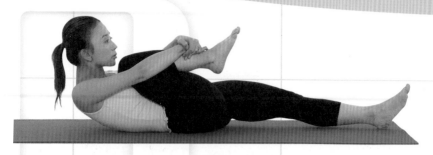

圖 86

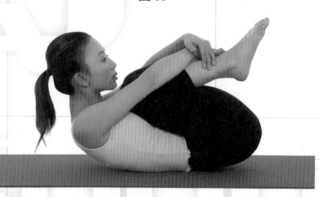

圖 87

4. 閉氣，抬頭，下巴觸膝。（圖 86）

5. 吸氣，頭放下。呼氣，鬆開右膝，腿伸直，放回地面。

6. 換左腿。左右各做 6 次。

7. 雙腿同時彎曲，兩臂抱住雙膝，重複前面動作 6 次。（圖 87）

療效：炮彈式有助於減輕便秘，釋放腹中濁氣，增強腹部、頸部肌肉力量。

（三）治療肝病的練習

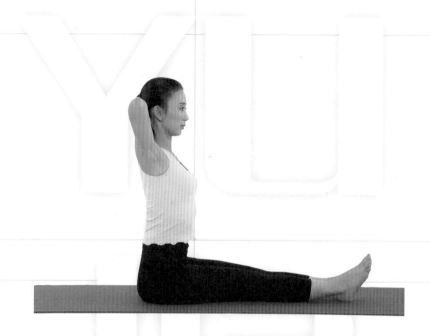

圖 88

半　式

1. 坐在地上，兩腿向前伸直，。十指交叉，抱於頭後。（圖 88）

2. 呼氣，上身微後傾，兩腳離開地面，伸直腳趾。雙

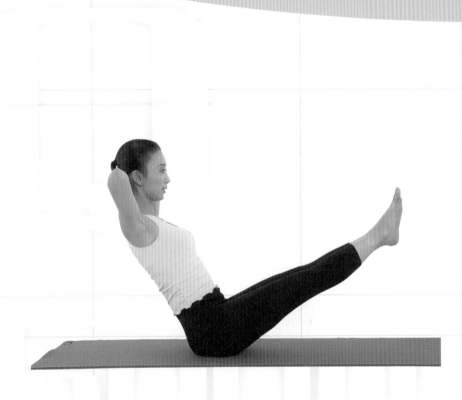

圖 89

膝不要彎曲，全身重量由臀部平衡，使兩腿與地面成 30°～
40°角，背部與雙腿伸直。保持 20～60 秒鐘，正常呼吸（圖
89）

　　療效：強壯肝臟、膽囊、脾臟和神經系統。增加雙
腿、腹部和背部的力量。

(四)治療慢性腹瀉的方法

瑜伽斷食法

人類和大多數動物一樣，生病時，會失去胃口，這正是自發斷食的現象，日復一日，辛勤工作的消化系統也因此得到休息。斷食是一種預防性的醫療措施。如果經常有間歇地斷食，如每月一次，每次一至二天地進行斷食，我們的身體就可以擺脫疾病的困擾。

有腹瀉症狀的病人，尤其需要通透斷食來治療腹瀉。腹瀉的產生是由於消化道腸道中的細菌寄生造成的，斷食可以消除消化道中積累的廢物，可以使消化系統由休息釋放出能量來加強人體自然防衛力量。

斷食還有一個明顯的效果就是減輕體重，但如果以單純減體重為目的的進行斷食會影響身體健康，而且很難成功。所以減輕體重的最佳方法是調整飲食，適當斷食和經常運動相結合的方式。

具體的家庭斷食法可以按以下步驟進行。（為期 36 小時）

1. 準備工作，斷食開始前一兩天，先吃無肉的自然纖維含量高的食物、蔬菜、沒有精細加工的穀物、新鮮水果。

2. 斷食第一天早上做一些瑜伽姿勢的練習，如採用「雷電坐」。進行閱讀之後閉目靜坐，將注意力放在呼吸上。如果感到飢餓，可飲用白水或沒有太多酸性的果汁、蔬菜汁（避免西紅柿汁、濃橙汁）。飲用過後如發生腹瀉

是正常現象，如果感到排瀉令你身體疲憊，可停止飲用果汁。飲用飲品的方法是慢慢地喝，像吃東西那樣在口中細細品味。

在斷食期間應保持樂觀的心態，不要把斷食看作是一件傷害身體的事情。我們正在做的是非常有利於身體健康的事情，是把大量沉積在身體中的廢物及體中的寄生蟲清除乾淨，所以要保持愉快的心境。

3.結束斷食的方法

這一環節尤為重要。結束時間應選在早上。早餐前，刷牙，清理舌頭，以便除去舌面上覆蓋物，這將有助於消化食物，然後喝一杯或兩杯溫開水。早餐只吃煮熟或蒸熟的水果、蔬菜，兩者不要混和，任選一種食用，慢慢爵。不要吃得太多，不要吃奶製品、米飯、魚、肉、蛋類。這樣可以防止斷食後的便秘，結束斷食的第一天應該以水果、蔬菜、豆腐為主要食物，第一天晚上可以吃稀粥等流質食物。第二天早上，喝大量的水或果汁，然後吃以蔬菜為主的早餐。

注意：斷食期間不能飲酒、吸煙，也不要喝任何含咖啡因的飲品，初期嘗識斷食的人以 36 小時為宜，切勿超過 4 天。

五、生殖系統疾病的治療

　　生殖系統的疾病會影響到新生一代的健康。生殖系統是產生生殖細胞、繁殖後代、分泌性激素、維持副性徵的器官。不論男女，個體的完好與健康都是推動社會不斷發展的重要因素。

　　生殖的健康主要以女性保健為主，但對於家庭而言，男性生殖系統的健康也會影響到女性，所以，男女生殖系統的保健與治療同等重要。

（一）治療女性生理痛的練習

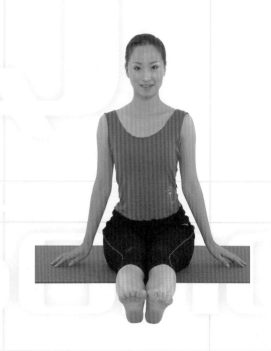

圖 90

坐角式

1. 坐在地上，兩腿向前伸直。（圖 90）

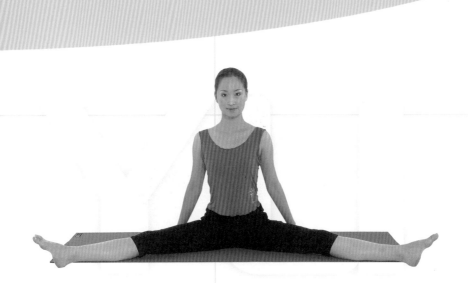

圖 91

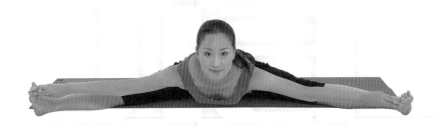

圖 92

2. 兩腿儘量向兩側展開。（圖 91）
3. 雙手抓住兩腳大腳趾。（圖 92）

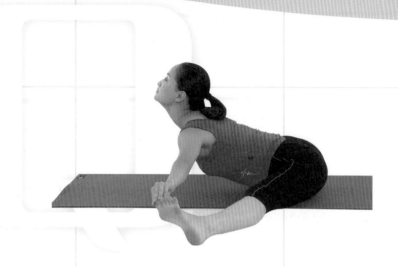

圖 93

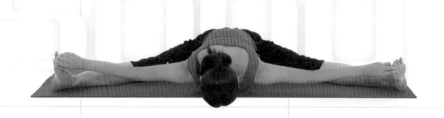

圖 94

4. 儘量伸直脊柱,將兩肋骨擴張、挺起。兩眼向上
看,深呼吸,保持 5～15 秒鐘。(圖 93)

5. 呼氣,向前彎身,額頭貼地。(圖 94)

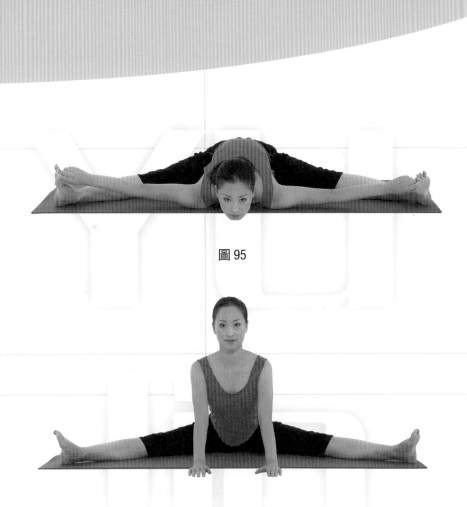

圖 95

圖 96

6. 儘可能試著把下巴放在地上。（圖 95）

7. 兩手放下抓住腳掌或腳裸，試著把胸部放在地上。保持 5 秒鐘；吸氣，用兩掌按住地面將胸抬起。（圖 96）

療效：促進盆骨區域的血液循環；放鬆髖部；刺激、旺盛卵巢功能，調整月經，使之規律化。

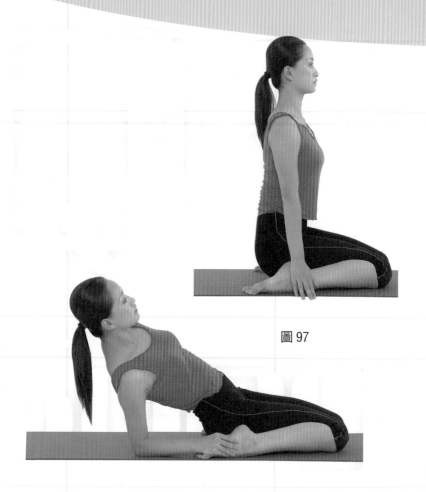

圖 97

圖 98

臥英雄式

1. 跪坐，兩膝併攏，兩腳分開，臀部坐落在兩腳之間。（圖 97）

2. 呼氣，上身向後慢慢仰並向下躺。先將一肘放在地上，然後另一肘落地。（圖 98）

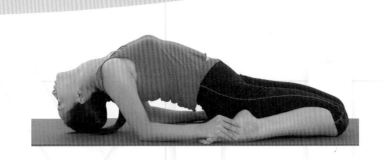

圖 99

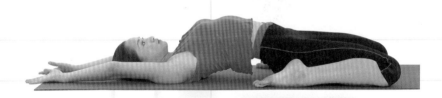

圖 100

3. 讓頭頂頂住地板，彎曲背部（如果頭頂不能頂在地面上，可以靠兩肘撐住地板）。（圖 99）

4. 慢慢放下身體和雙臂，上身平躺。舉雙手，往頭後伸展，保持肩胛骨著地。儘量長久地保持此姿勢。深呼吸。（圖 100）

5. 兩臂收回體側。呼氣，用雙肘支撐自己坐起來。

療效：伸展和強壯腹部器官和盆骨區域。這又是一個非常有效的放鬆姿勢。

(二)治療子宮肌瘤的練習

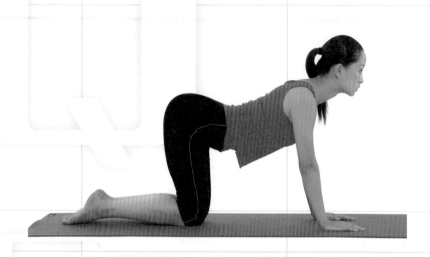

圖 101

　　子宮肌瘤在女性生殖系統疾病中占三分之一。無論是良性還是惡性腫瘤都會影響到正常的生活，甚至威脅到人的生命。患子宮肌瘤的原因與荷爾蒙分泌異常及腰部姿勢不正確有很大關係。

貓伸展式

　　1. 跪立，兩手放在地上，兩臂伸直，垂直於地面。（圖 101）

　　2. 吸氣，抬頭，收縮背部肌肉。保持 6 秒鐘。（圖 102）

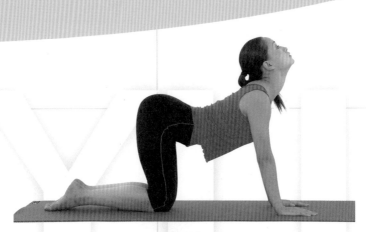

圖 102

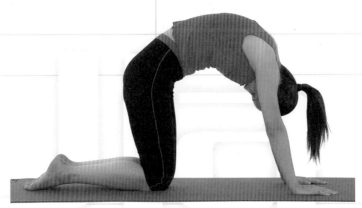

圖 103

3.呼氣，垂頭，拱起脊柱。保持 6 秒鐘。（圖 103）

4.凹背、拱背姿勢各做 12 次。

療效：有助於消除月經痙攣、白帶及月經不規則；補養和增強脊柱神經系統，使腰、背部柔軟靈活。

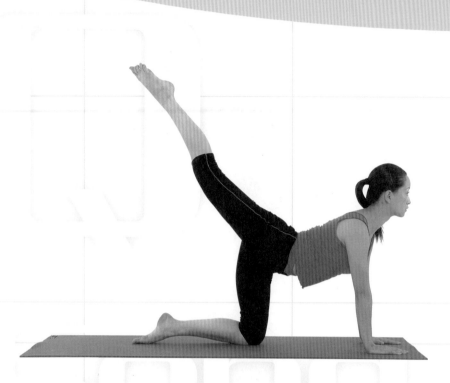

圖 104

虎　式

1. 跪立，兩手放在地板上，抬高臀部。直視前方，吸氣，右腿向後伸展。（圖104）

2. 閉氣，屈右膝，頭與膝部靠近，彎曲脊背，保持5秒鐘。（圖105）

3. 呼氣，把屈膝腿放回髖部下面，挨及胸部，腳尖略高於地面，低頭，用鼻子觸膝部。把脊柱彎成拱形。（圖106）

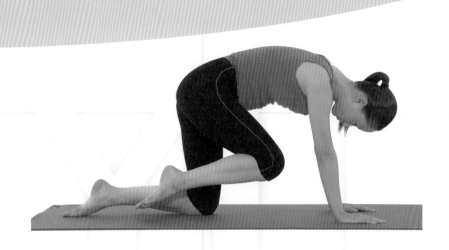

圖 105

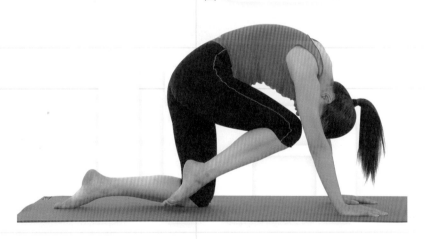

圖 106

4. 雙腿交換練習，每側腿各做 6 次。

療效：強壯女性生殖系統；減少髖部和大腿脂肪；強壯脊柱神經，使脊柱得到伸展和運動。

(三)治療及預防乳房疾病的練習

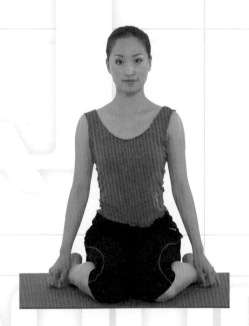

圖 107

　　導致乳房疾病的原因是由於激素失去平衡、荷爾蒙異常及性腺機能減退、血液循環不好、自律神經失調而造成。手臂的伸展動作可以擴展胸部，刺激胸腺，改善胸部血液循環。

英雄式坐姿

　　1. 跪坐，雙膝併攏，兩腳分開，腳趾向後。（圖 107）
　　2. 臀部放落在兩腳之間的地面上。不要坐在兩腳之上。兩大腿外側應與其相應的小腿內側接觸；左臂高舉過頭，彎曲，左手往下放到兩肩胛骨之間。（圖 108）

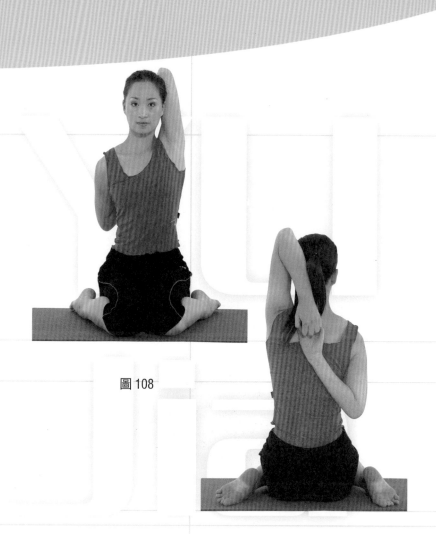

圖 108

圖 109

3. 彎曲右臂，向上提升，直到右手手指和左手手指相
扣。頭、頸挺直，直視前方。正常呼吸，保持 30～60 秒
鐘。（手指觸碰不到的人，可雙手緊握一條毛巾練習）
（圖 109）

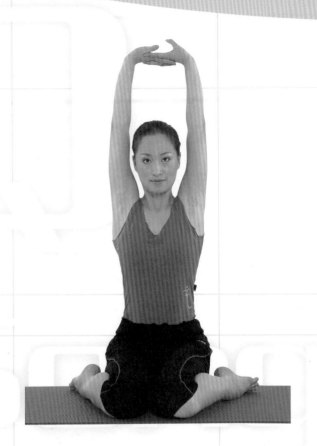

圖110

　　4. 兩手十指相交，掌心向上，兩臂伸向頭頂。背部挺直，呼吸要深長而均勻。儘量長久地保持這個姿勢。（圖110）

　　療效：擴展胸部，讓腋下的淋巴腺充分活動；矯正胸部姿勢；預防及治療乳房疾病；對鍛鍊雙腿也極其有益。

(四)治療早洩、陽痿的練習

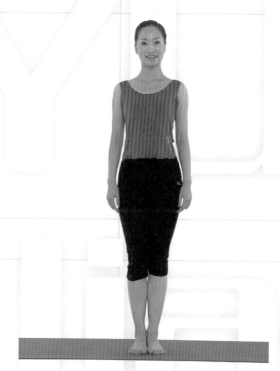

圖 111

　　造成男性早洩、陽痿的原因除自律神經、運動神經失去平衡外，精神上過於敏感、焦慮不安、缺乏自信心也是重要的原因。

戰士第一式

1. 站立，兩腳併攏，兩手放在體側。（圖111）

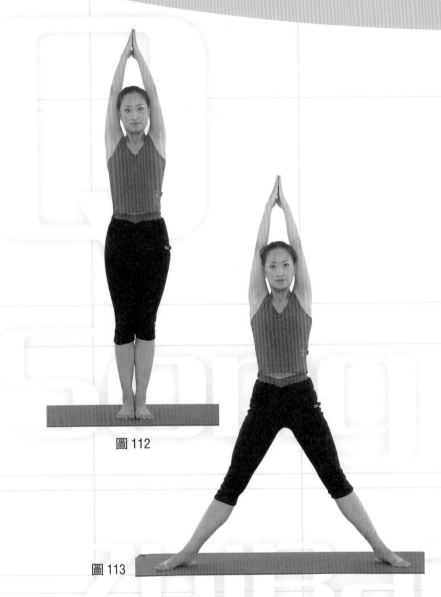

圖 112

圖 113

2. 雙手合掌，高舉過頭，儘量伸展。（圖 112）

3. 吸氣，兩腿分開。（圖 113）

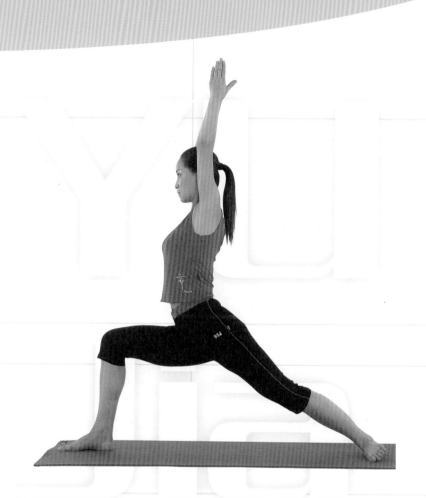

圖 114

4.呼氣，將右腳和上身轉向右方90°屈右膝，直到右大腿與地面平行，小腿與地面垂直。將左腿挺直。（圖114）

5.仰頭，注視雙手，儘量伸展脊柱。自然呼吸，保持20～30秒。（圖115）

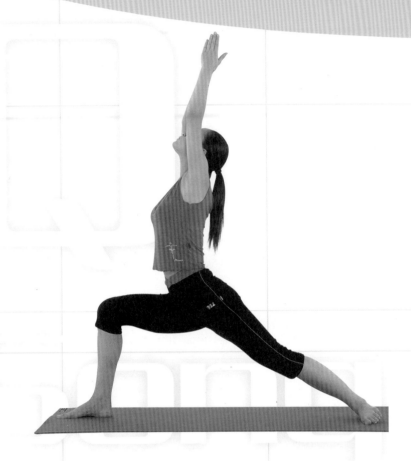

圖 115

6.回復到站立，換另一側練習。

　　療效：充分伸展脊柱，強壯雙髖、雙膝、雙腿，擴展胸膛，可以增強人的自信心；脊柱的伸展可以調整及強壯脊柱神經。動作靜止時要有充滿信心的感覺，像站崗的戰士一樣英武、挺拔。

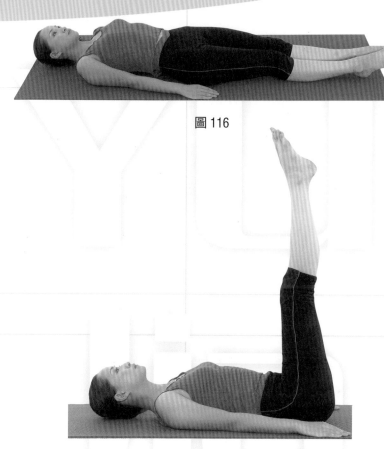

圖 116

圖 117

肩倒立式

1. 平躺，兩臂放在身體兩側，掌心向下。（圖 116，同圖 31）

2. 慢慢將腿舉離地面，兩臂輕輕向下按地面。（圖 117，同圖 32）

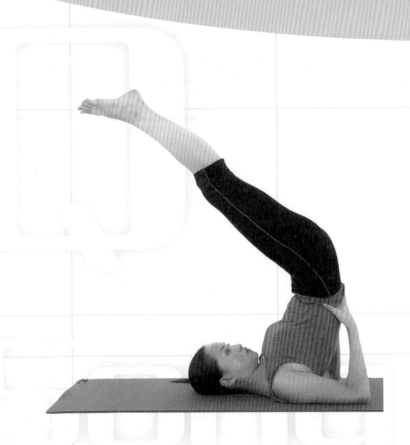

圖 118

3. 雙腿向身體上方抬起，讓臀部也離開地面，直至兩
腿伸展在頭部之上，兩手托住腰部，配合呼氣完成。（圖
118，同圖 33）

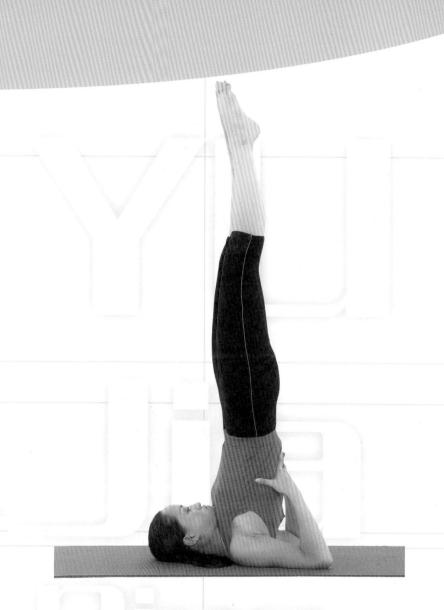

圖 119

4. 慢慢伸直兩腿，讓它與地面垂直，收下巴，頂住胸部。自然呼吸，保持 1～3 分鐘。（圖 119，同圖 34）

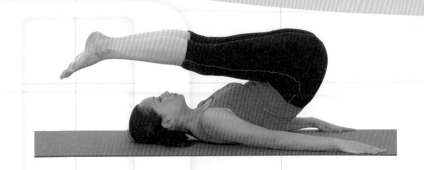

圖 120

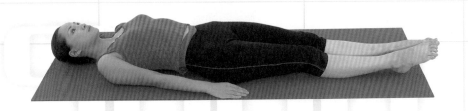

圖 121

5. 慢慢放低兩腿，讓它再次在頭上方伸展。（圖120，同圖35）同時放下雙手，平放在地面上，掌心向下。

6. 雙腿慢慢下落，放平臀部，身體放回到地板上。（圖121，同圖31）

療效：增進性的控制力和健康，使過度緊張的神經恢復平靜，而且感到精力充沛。

六、泌尿系統疾病的治療

　　泌尿系統包括腎、輸尿管、膀胱和尿道。其功能是將人體代謝過程中產生的廢物和毒素排出體外，保持體內環境的相對穩定。

　　當泌尿系統發生病變時會出現排尿異常，包括尿頻、尿急等症狀。這是由於膀胱炎造成的。同時常見的泌尿系統疾病還有腎結石、腎炎等。

　　瑜伽練習可以有效地強壯腎臟、膀胱、輸尿管。對於泌尿系統的疾病進行治療及預防。

(一)治療膀胱炎的練習

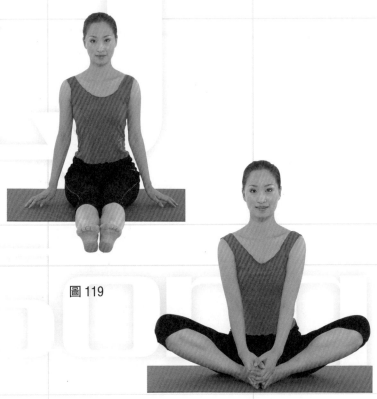

圖 119

圖 120

束角式

1. 坐姿，兩腿向前伸直。（圖 119）

2. 彎曲雙膝，把兩腳腳跟和腳掌貼合在一起。（圖 120）

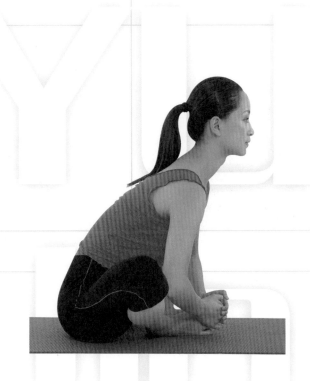

圖 121

3.用手抓住兩腳腳趾，儘量拉近會陰。兩膝、兩腳外側儘量接觸地面。兩手緊緊握雙腳，伸直脊柱。（圖121）

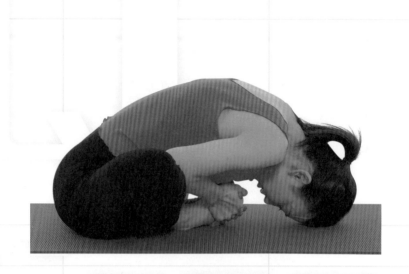

圖 122

4.長久地保持此姿勢。呼氣，兩肘按在大腿上，向前彎曲身體直至頭碰地。正常呼吸，保持 30～60 秒鐘。（圖122）

5.吸氣，回復坐姿。放開雙腳，伸直兩腿，休息。

療效：消除膀胱炎症，促進前列腺和雙腎的健康；增加下背部、腹部和盆骨的血液流通。

(二)治療腎結石的練習

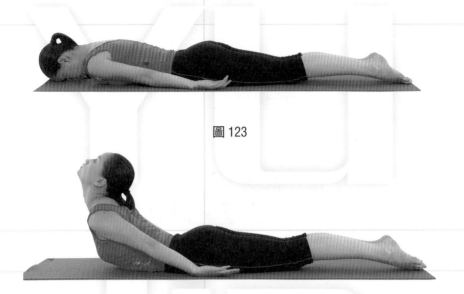

圖 123

圖 124

腎結石是由物質代謝障礙、荷爾蒙障礙、尿道閉塞、尿路感染造成的。透過瑜伽練習可使腎臟區域血液加快，有助於消除腎臟結石。

眼鏡蛇式

1. 俯臥，雙手貼在身旁。兩腿併攏，前額貼地。（圖123）

2. 配合慢慢吸氣，用背部的力量慢慢抬頭後仰，儘可能讓上身抬到最高點。（圖124）

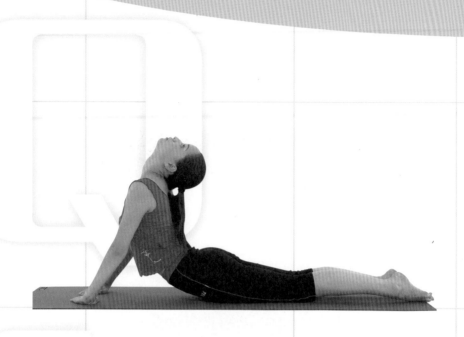

圖 125

3. 雙手慢慢推地面，把上身充分地向後反拱，直至下腹部緊貼地面。保持 7～12 秒鐘，自然呼吸。（圖 125）

4. 回復時從下腹部起將身體逐一放回到地板上，其順序與身體抬起時相反，配合呼吸慢慢做。

療效：由練習給腎臟施加壓力，把腎臟中的血液擠壓出來，回復後，血液又湧回雙腎，有助於沖走腎臟中的結石沉澱物，防止及減少腎臟結石。

注意：每次練習都要細心體會脊柱一節節的伸展及還原動作。患甲亢、胃潰瘍的人不宜做此練習。

(三)治療急慢性腎炎的練習

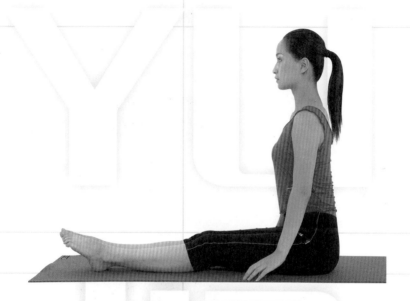

圖 126

　　腎臟是過濾血液中的雜質以及製造尿液的器官。腎炎是由細菌直接引起的感染性炎症，會引起尿量減少、血壓升高、發熱等症狀。由伸展、擠壓身體可以刺激雙腎，強壯腎功能。

扭背雙腿伸展式

1. 坐姿，兩腿向前伸直。（圖 126）
2. 併攏雙腿，膝蓋伸直。左手在上，雙手交叉抓住雙腳，拇指向下、小指向上抓住腳的外緣。（圖 127）

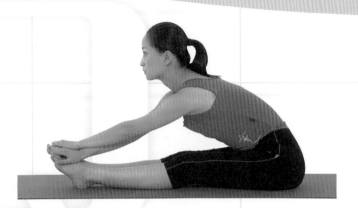

圖 127

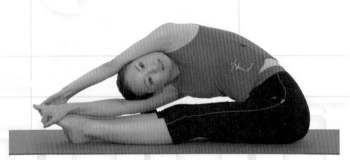

圖 128

3. 呼氣，彎曲雙肘並向兩則撐開，在不勉強用力的情況下儘量把身體轉向左邊。保持頭在兩臂之間，儘量將頭轉動向上看。停留 15～20 秒鐘。（圖 128）

4. 吸氣，慢慢恢復坐姿。

5. 交換右手在上方交叉抓住雙腳，身體轉向右邊。

療效：使背部得到伸展，向兩側扭動的動作可增加脊柱中的血流量，使新鮮血液流向雙腎，強壯腎功能。

七、骨骼肌肉系統疾病的治療

　　骨骼肌肉系統主要由骨關節和周圍軟組織組成。它們占人體體重的大部分,並構成人體的輪廓。人的運動也是由骨骼肌肉系統完成的。當骨骼肌肉系統產生疾病時就會影響人的運動、生活。脊柱的疾病、風濕性骨骼疾病都是骨骼肌肉系統產生的疾病。

(一)治療脊柱疾病的練習

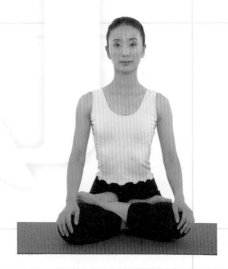

圖 129

　　脊柱是人體的中軸，保護內臟，支撐身體，協調四肢運動。脊柱有病，勢必給人們的日常生活帶來困難，甚至危及生命。

　　常見脊柱疾病的發生由外傷及內因造成。外傷多由扭傷、撞擊、慢性勞損、風寒濕氣造成；內因與年齡、體質、情緒因素有關。多發的疾病有頸椎病、腰椎間盤突出、肩背疼痛等。

　　讓瑜伽來消除這些脊柱疾病吧！

1.治療頸椎病的練習

　　頸椎病是由於長期低頭伏案工作，使頸椎長時間前曲，頸椎間盤內的壓力增高，而且頸部肌肉處於不均衡受

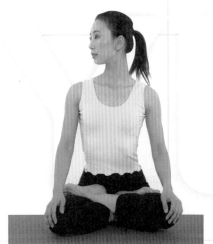

圖 130

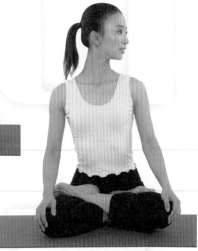

圖 131

力狀態，再加上扭轉、側曲過度，進一步導致損傷，引發頸椎病。

頸部練習

（1)雙腿盤坐（坐立、站立皆可），兩肩保持平直不動。（圖129）

（2）先將頭轉向右邊，再轉向左邊。重複 8～10 次（左右一組為一次）。（圖 130、圖 131）

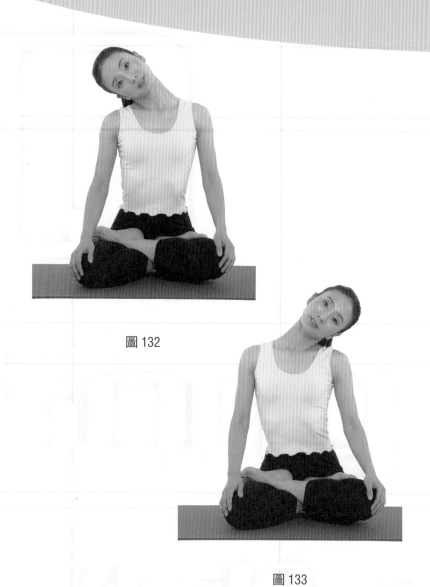

圖 132

圖 133

（3）頭先向右肩側壓，再向左肩側壓。重複 8～10 次
（圖 132、圖 133）

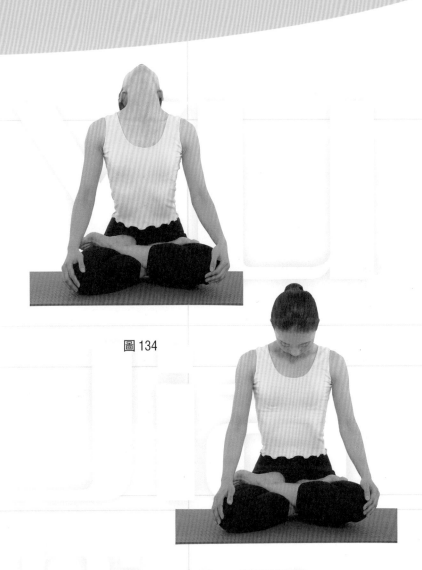

圖 134

圖 135

（4）輕柔地將頭向後仰和向前低。重複 8～10 次。
（圖 134、圖 135）

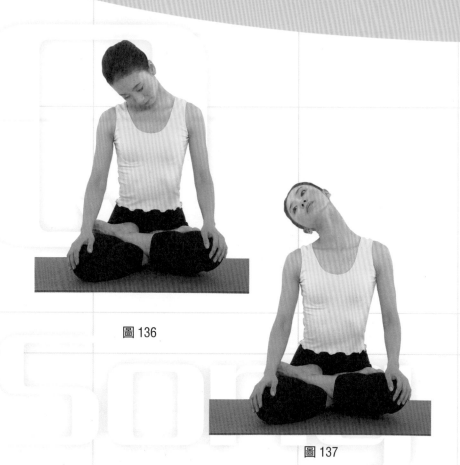

圖 136

圖 137

（5）做輕柔緩慢的頭部圓圈旋轉運動。先順時針旋轉
8～10 次，再逆時針旋轉 8～10 次。（圖 136、圖 137、圖
138、圖 139）

療效：緩解頸部肌肉緊張，按摩頸部神經、肌肉和韌
帶，矯正頸椎間盤位置。對於頸椎病人，頸部練習是最柔

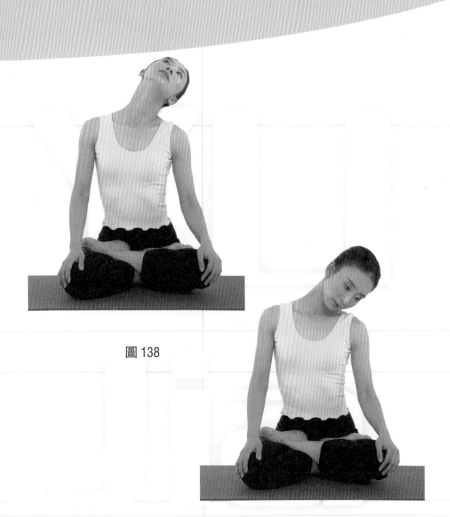

圖 138

圖 139

和但效果最為顯著的瑜伽練習。同時頸部練習還可以使練習者感到舒緩放鬆和頭腦清爽。

　　注意：每項練習都要做得緩慢輕柔。不要讓頸部肌肉過於用力而疲勞。

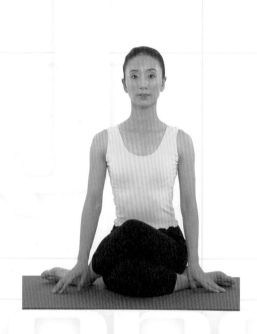

圖 140

牛面式

　　（1）坐姿，屈右腿、右腳跟放在左臀側；屈左腿放在右腿上端，左腳跟放在地上，靠在右臀側。兩腿成交疊坐姿。左膝放在右膝上。（圖 140）

　　（2）右臂放在背後，左臂高舉過頭，彎曲左肘，讓左手指與右手指在背後相扣。頭、頸挺直，正視前方。保持這一姿勢 5～20 秒鐘，正常呼吸。（圖 141、圖 142）

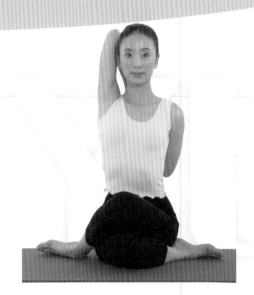

圖 141

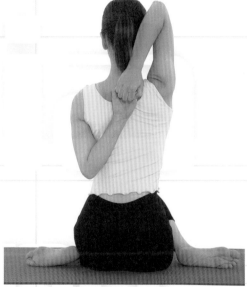

圖 142

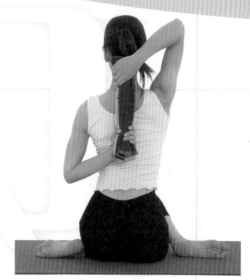

圖 143

（3）放開兩手，伸直兩腿。交換兩腿位置，重新練習。

（4）兩手相扣困難者可用毛巾或帶子輔助。（圖143）

療效： 消除頸部疾病造成的疼痛。對於肩部強直、背痛也有療效；可以矯直背部，擴張胸部，放鬆肩關節。

2.治療肩背疼痛的練習

貓伸展式

（1）跪立，雙手放在地上，兩臂伸直，垂直於地面。（圖144）

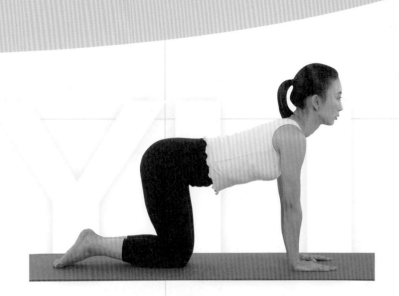

圖 144

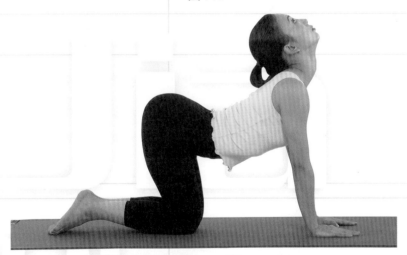

圖 145

（2）吸氣，抬頭，收縮腹部肌肉。停留6秒鐘。（圖145）

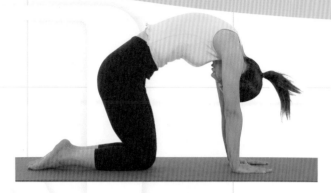

圖 146

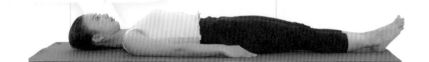

圖 147

（3）呼氣，垂頭，拱起脊柱。停留 6 秒鐘。（圖146）

（4）上下彎曲脊柱各做 12 次。

療效：肩背疼痛主要由於氣血不通、肌肉僵硬強直造成。貓伸展式可以放鬆頸部和肩膀，使脊柱富有彈性，改善背部血液循環，強壯神經系統。

對於女性來講，這一姿勢是強壯生殖系統的極佳姿勢。它有助於消除月經不規則和經期疼痛。

下半身搖動式

（1）仰臥，兩腿伸直。（圖147）

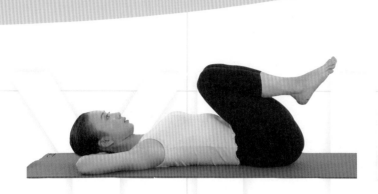

圖 148

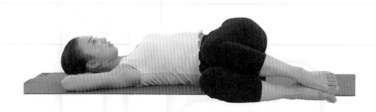

圖 149

（2）十指交叉，放在頭後部，屈膝收腿，兩大腿儘量靠近胸部。（圖 148）

（3）保持兩肘平貼在地上，讓兩膝帶動身體左右兩側搖動，每一側都要讓大腿側面碰貼到地上。（圖 149、圖 150）

（4）完成 12 次左右擺動。

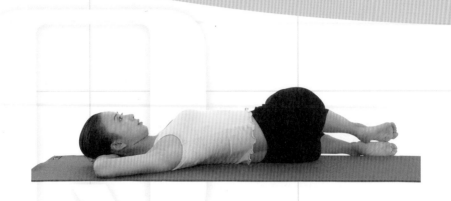

圖 150

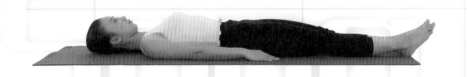

圖 151

療效：按摩背部及肩膀，增強整個背部血液循環。

搖擺式

（1）仰臥，兩腿向前伸直。（圖 151）

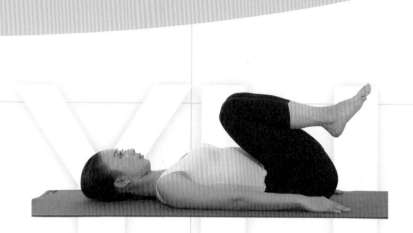

圖 152

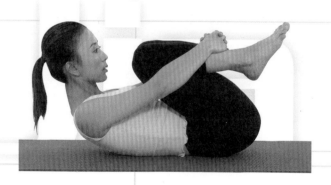

圖 153

（2）屈膝，兩腿貼近胸部。（圖 152）

（3）十指交叉，抱緊兩腿。（圖 153）

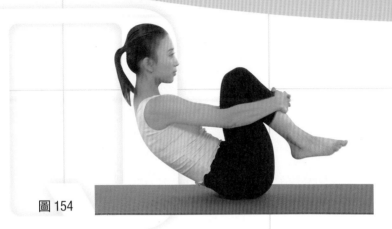

圖 154

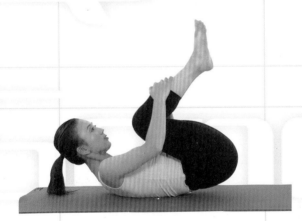

圖 155

（4）抬起頭，讓身體前後搖擺（小心動作不要過猛，
防止頭碰地板）。（圖 154、圖 155）

（5）前後搖擺 5 次。第 5 次完成時，順勢坐起身。此
為一個回合。重複 9～10 回合。

療效：按摩背部、雙臀、雙髖。對於放鬆僵硬強直的
背部和增加血液循環有極好功效。

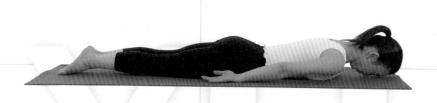

圖156

同時，搖擺式有助於放鬆胃部和腹部，有助於消除腹中濁氣。

注意：為了避免脊柱損傷，最好在毛毯或軟墊上做練習。

3. 治療腰椎間盤突出的練習

椎間盤和椎體的關節突是脊柱運動的基礎，脊柱前、後、側方的肌肉群是控制脊柱活動的主要力量。一旦椎間盤突出，破壞了脊柱的內在平衡，就會使脊柱在外觀上產生側彎，腰肌也會產生不同程度的痙攣。瑜伽體位練習可以使腰背部肌力增強，一可增加腰椎活動度，二可增加腰脊柱的穩定性。

鱷魚式

（1）俯臥。（圖156）

（2）胸部從地面抬起，屈肘，兩手手掌托著頭部。呼吸平穩，閉上雙眼，休息放鬆。儘量長久地保持這一姿勢。（圖157）

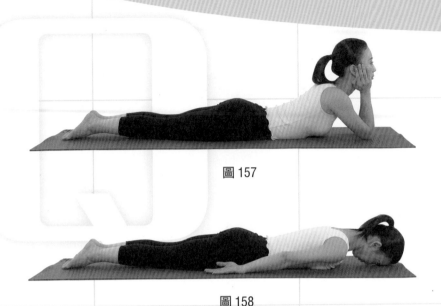

圖 157

圖 158

療效：這雖然是一個簡易的姿勢，但極為有益。它有助於矯正腰椎間盤錯位以及其他脊柱功能失調的毛病。為了長久保持這一姿勢而不感到厭倦，可以一邊閱讀寫作等，一邊採取這一姿勢，可以用兩隻前臂平放在地面上支撐身體。

眼鏡蛇式

（1）俯臥，雙手貼在身旁，前額著地。（圖158）

（2）吸氣，用臉部、頸部的肌肉慢慢將頭抬起。（圖159）

（3）用背肌將雙肩和身體逐步抬高，儘可能地向上挺起。雙手放在胸部兩側，支撐身體向上翹起，使肚臍儘可能貼近地面。（圖160）

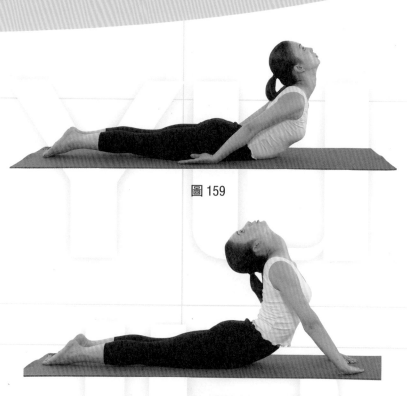

圖 159

圖 160

（4）還原時從肚臍起讓身體一點一點放回到地板上。

療效：使輕微錯位的脊椎骨盤重新恢復正確位置；使所有的背部肌肉群都得到伸展，從而舒緩、消除背部與頸部的僵硬不靈和緊張；脊柱神經和血管由於獲得額外的血液供應而受益。

注意：每次練習時細心體會脊椎一節一節伸展和一節一節落下的過程，慢慢進行整個練習。患甲狀腺機能亢進、腸結核、胃潰瘍和疝氣的人不宜做此練習。

(二) 治療風濕性疾病的練習

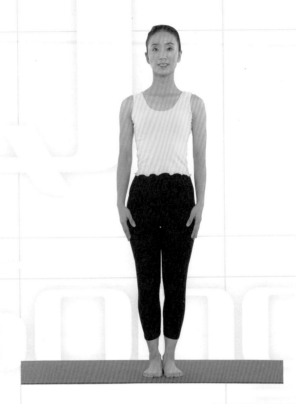

圖 161

　　風濕性疾病是一種影響全身骨關節及周圍軟組織的疾病。初時以關節疼痛為主要症狀，甚至有關節腫脹和僵硬的症狀。關節炎的治療主要是以運動療法來治療，而瑜伽正是治療和預防關節炎的最佳運動。

1. 治療肩關節炎的練習

　　肩關節炎又稱肩周炎，主要與感受風寒、濕氣、慢性

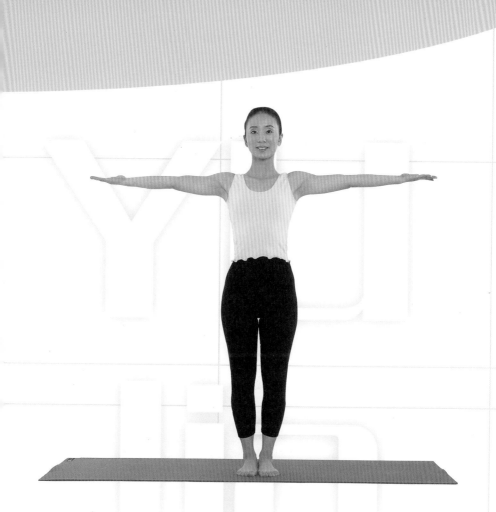

圖 162

勞損等因素有關。改善肩部氣血的運行，使筋脈得以疏
通，就可以消除肩周炎的症狀。

肩旋轉式

（1）站立，兩腳併攏。（圖 161）

（2）兩臂側平舉，與地面平行。（圖 162）

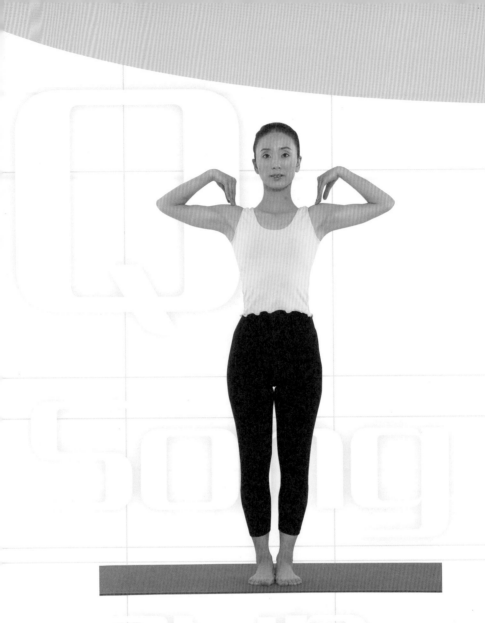

圖163

（3）將兩手掌心轉向上。彎曲兩肘，手指放肩頭。
（圖163）

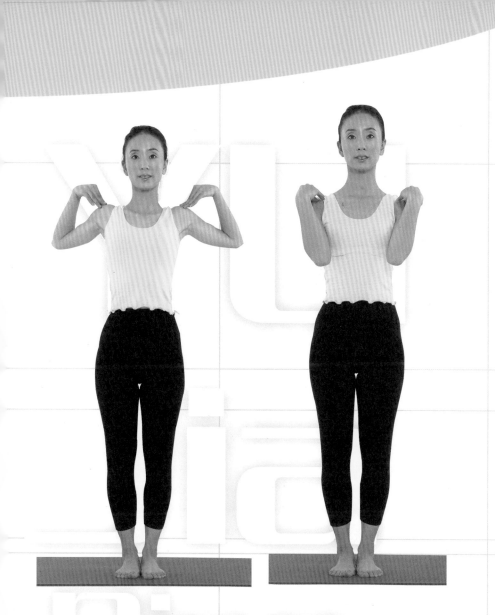

圖 164　　　　　　　　　圖 165

（4）用肘部做圓圈旋轉運動。（圖 164、165）

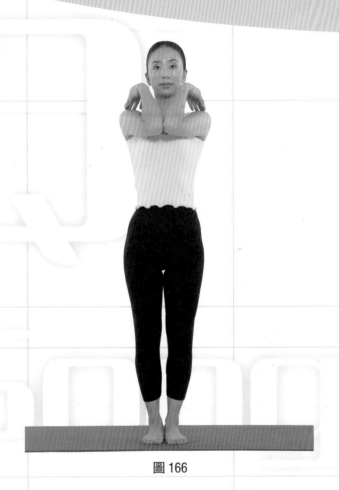

圖 166

（5）開始時做小圓旋轉，逐漸增大到兩肘在胸前范圍互相碰觸為止。（圖 166）

（6）順時針、道時針方向各旋轉 12 圈。

療效：放鬆兩肩關節，補養兩肩胛骨區域和上背部，同時擴展胸部。

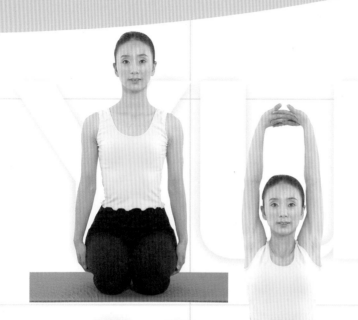

圖 167

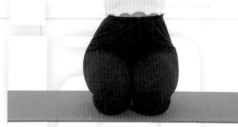

圖 168

山 式

（1）兩腳盤坐，或雙腿跪坐。（圖 167）

（2）十指交叉，伸展到頭頂，掌心向上，配合吸氣。
（圖 168）

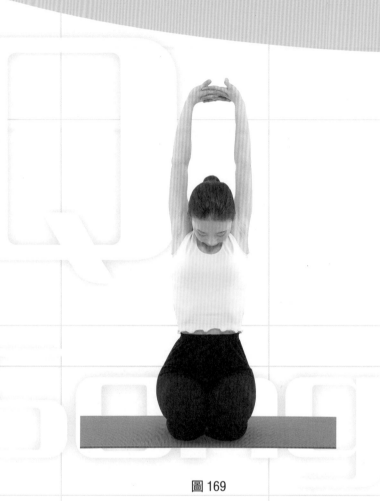

圖 169

（3）呼氣，低頭，下巴貼在胸骨上。兩臂儘量向高處伸展，深長而平穩地呼吸。背部要伸直。保持 1 分鐘。（圖 169）

療效：消除雙肩僵硬強直和風濕痛，擴張、發展胸部；強壯腹部器官；有助於神經安寧。

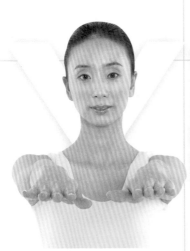

圖 170

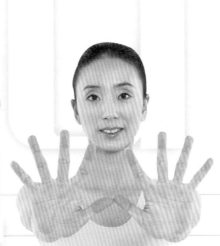

圖 171

2. 治療腕關節和手的關節炎的練習

握拳、屈腕、旋腕練習

握拳

（1）站立，兩臂前平舉，指尖向前。（圖 170）

（2）十指張開。（圖 171）

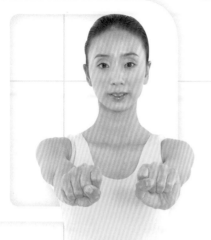

圖 172

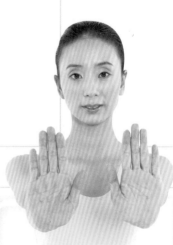

圖 173

（3）隨後收攏手指，蓋在拇指上，成握緊的拳頭。（圖 172）練習 10 次。

屈腕

（1）站立，兩臂前平舉。手腕上翹，如兩手手掌抵著牆壁，指尖向上。（圖 173）

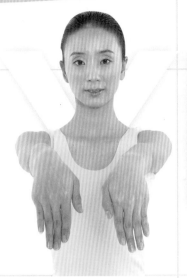

圖 174

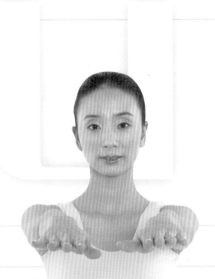

圖 174 附圖

（2）手腕下彎，指尖向下。（圖 174）

旋腕

（3）站立，兩臂前平舉，指尖向前。（圖 174 附圖，同圖 170）

（4）右手握拳，在腕部朝順時針方向旋轉 10 次，再向逆時針方向旋轉 10 次。（圖 175、176、177）

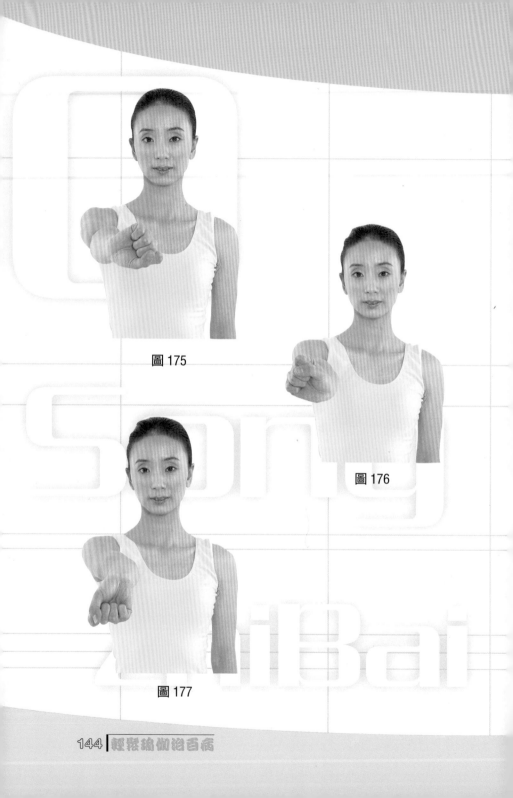

圖 175

圖 176

圖 177

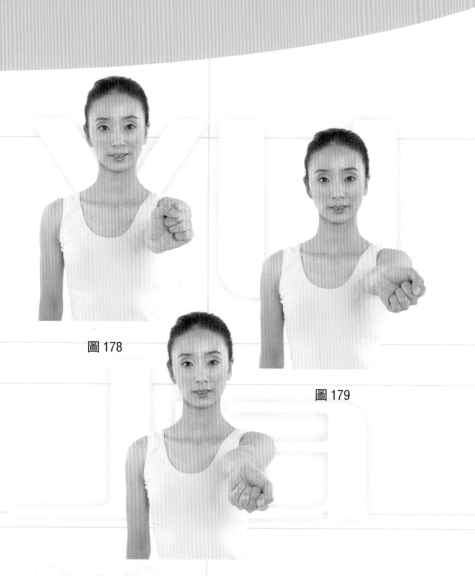

圖 178

圖 179

圖 180

（5）左手重複同樣動作。（圖 178、179、180）

（6）雙手同時伸出做順時針旋轉練習各 10 次。（圖
181、182、183）

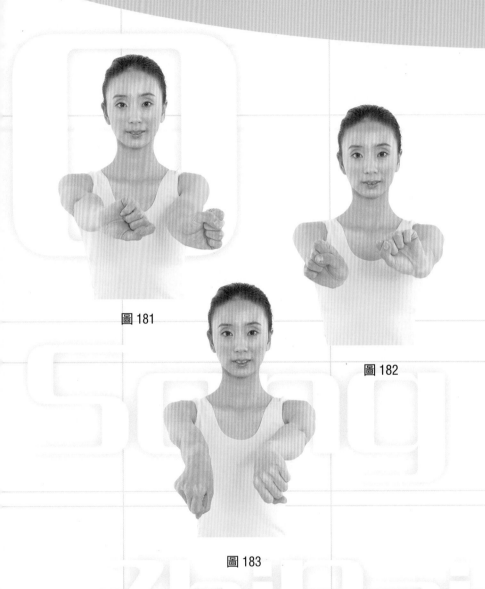

圖 181

圖 182

圖 183

　　療效：腕關節及手指的屈伸練習可以消除關節中淤塞的雜質，打通關節，送入良好的血液，改善及消除疼痛的現象。

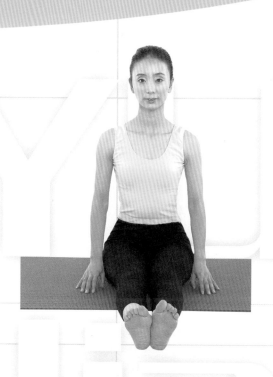

圖 184

3. 膝關節炎的練習

膝關節的炎症與膝部過度勞損、肥胖、缺鈣有關。加強膝關節的運動可以預防肌肉萎縮，並能消除關節增生引起的疼痛、僵硬。

膝彎曲與旋轉練習

（1）坐姿，兩腿向前伸直。（圖 184）

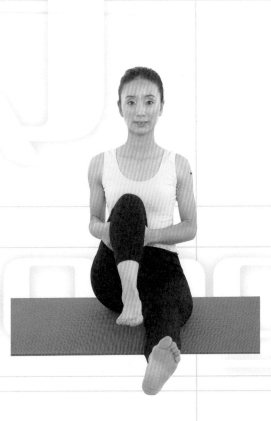

圖 185

（２）十指在右大腿後交叉，右膝向上彎曲。（圖
185）

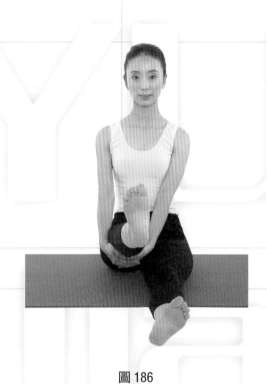

圖 186

（3）兩臂伸直，右腿前伸。（圖186）

（4）不要讓右腳觸地。彎曲右膝，把右腳跟向右臂方
向靠近。

（5）換左腳做，兩腳各做12次。

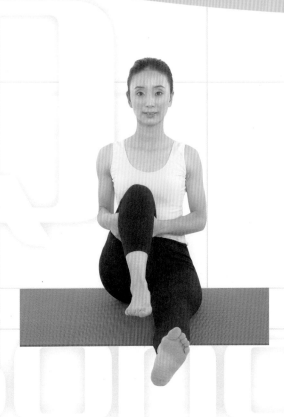

圖 186 附圖

旋轉

（1）坐下，兩手在右大腿後交叉，將右腿抱近身體。
（圖 186 附圖）

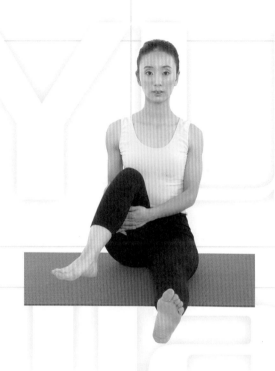

圖 187

（2）用右膝做支點，將右小腿做順時針方向的圓圈旋
轉運動 12 次（圖 187、188）

（3）順時針旋轉 12 次。

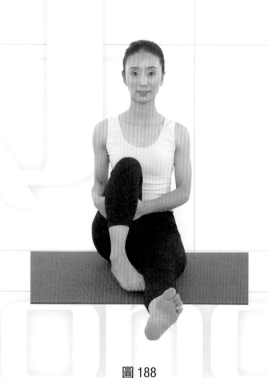

圖 188

（4）換左腿做同樣練習。

注意：彎曲練習中要鬆弛全身，特別要放鬆小腿肌肉。

療效：放鬆膝關節，補養和加強腹部與大腿肌肉。

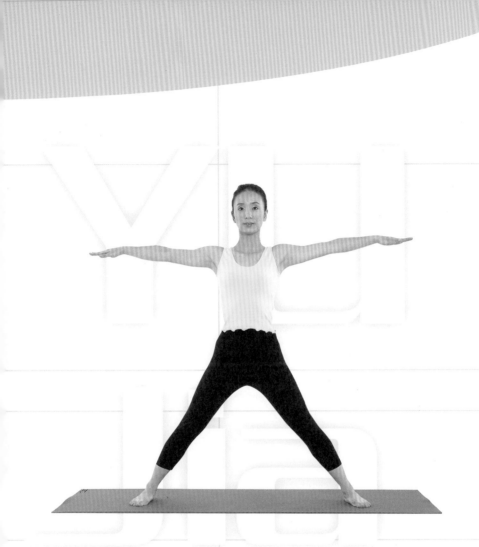

圖 189

側角伸展式

（1）兩腳分開大於 1.5 倍肩寬，兩臂側平舉，與地面平行。（圖 189）

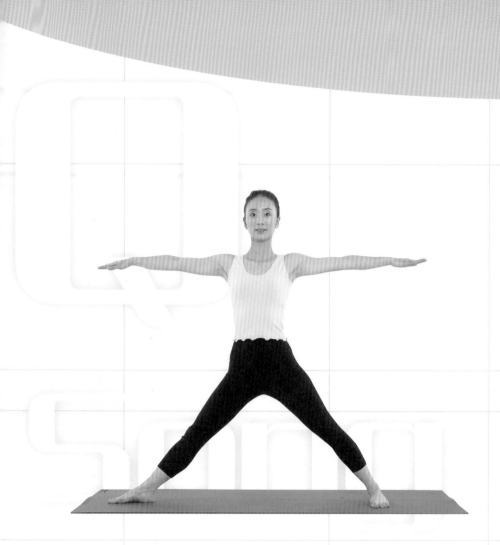

圖 190

　　（2）慢慢吸氣，右腳向右轉 90°，左腳稍稍向右轉動。（圖 190）

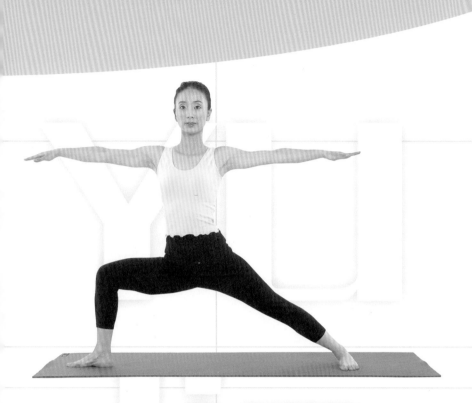

圖 191

（3）呼氣，左腿伸直。右腿屈膝，直到大腿、小腿成90°。（圖191）

（4）沿著右腿外側放下右臂，右手掌緊貼右腳外側地面。（圖192）

（5）右側腋窩緊貼右膝，轉頭看上方；左臂貼在太陽穴上。儘量將胸、髖、臂形成一條直線，將注意力放在身體的伸展、背部和脊柱的伸展上。保持30～60秒鐘。深長呼吸。（圖193）

（6）吸氣，慢慢伸直雙臂雙腿，回復到開始姿勢。

（7）換左側練習。

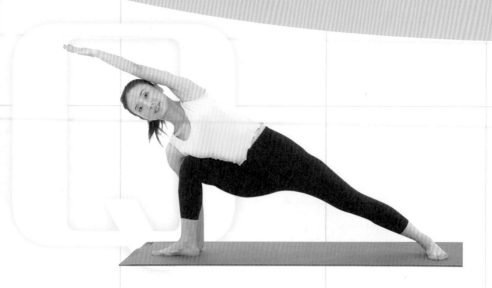

圖 192

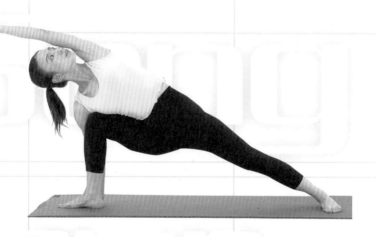

圖 193

　　療效：發展雙踝、雙腿、雙膝力量；減輕關節疼痛；刺激腸胃蠕動；減少腰圍線的脂肪。

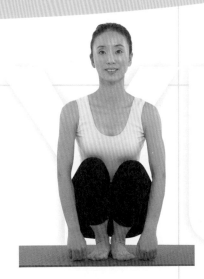

圖 194

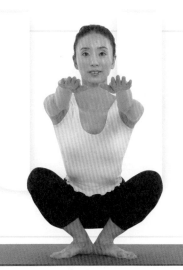

圖 195

4. 治療腰部關節炎（骨質增生）的練習

腰部的關節炎又稱骨質增生。此病多由於長期反覆損傷造成。背部的練習可以強化背部，對於腰關節及背部肌力都是很好的鍛鍊。

花 環 式

（1）蹲下，兩腿靠攏，挺直上身，兩腳平放地上。（圖 194）

（2）兩臂前平舉，兩膝分開，兩腳併攏，上身前傾。（圖 195）

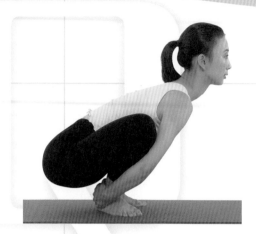

圖 196

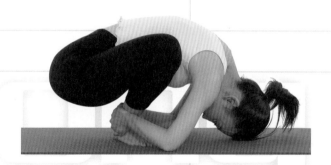

圖 197

（3）兩臂環繞過兩膝，從外側抓住兩腳，垂頭觸地。
正常呼吸，保持 20 秒鐘。（圖 196、197）

（4）吸氣，抬頭，放開雙手，休息。

（5）重複 2～3 次。

　　療效：消除腰背疼痛；向盆骨輸送血液，使腹部肌肉
和器官得到按摩和增強；消除便秘和消化不良。

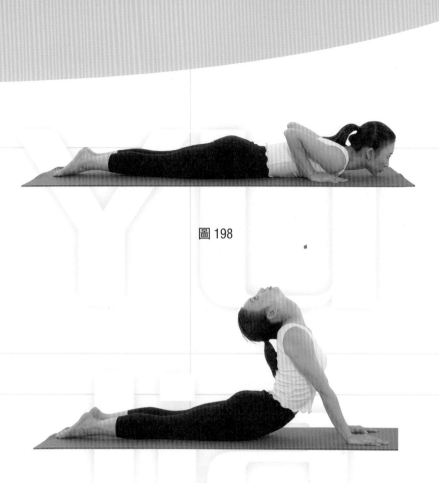

圖 198

圖 199

狗伸展式

（1）俯臥，雙手放在胸部兩側，手指向前。（圖
198）

（2）吸氣，伸直兩臂，挺上身，脊柱和頸項儘量向後
方伸展。（圖 199）

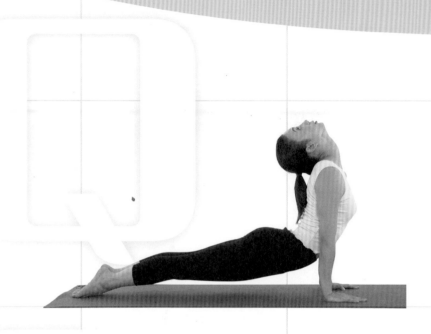

圖 200

（3）兩膝伸直，腳背撐著地面，兩腿抬離地面，小腿、兩膝和大腿高於地面。用腳背和雙掌支撐身體。收緊臀部，儘量伸展脊柱、大腿、小腿、雙臂。保持 30～60 秒鐘。（圖 200）

（4）彎曲兩肘，慢慢把身體放回到地面上。

療效：調節盆骨血液循環；對於消除腰部風濕痛、坐骨神經痛和脊椎關節錯位的人有極好效果。可伸展和強壯肺部。

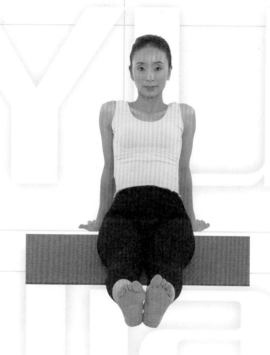

圖 201

5. 踝關節的練習

腳踝練習

（1）坐姿，兩腿向前伸直。（圖 201）

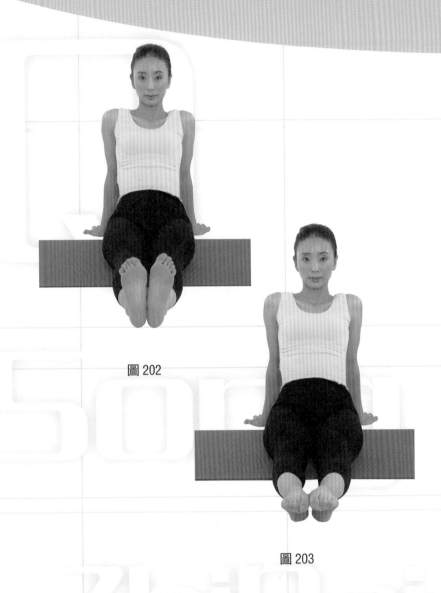

圖 202

圖 203

（2）兩手掌心向下放在臀部兩側，上身向後傾。兩腳
向前，向後扭動，最大限度彎曲踝關節。（圖 202、203）

（3）重複做 12 次。

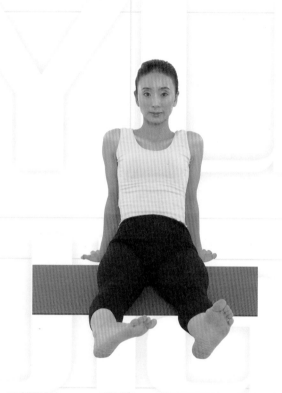

圖 204

（4）微微分開兩腿。雙膝不要彎，保持腳跟貼地，右
腳做順時針旋轉 12 次。（圖 204、205、206）

（5）換左腳練習。

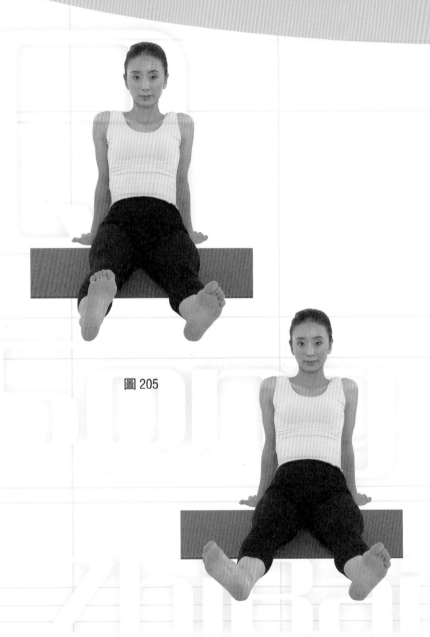

圖 205

圖 206

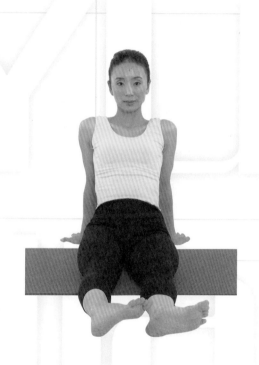

圖 207

（6）雙腳同時旋轉，同側旋轉 12 次，異側旋轉 12
次。（圖 207、208、209）

療效：放鬆雙踝，加強小腿肌肉。

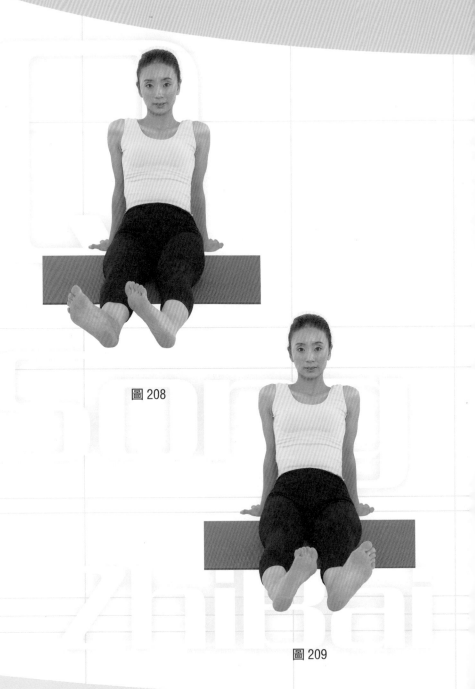

圖 208

圖 209

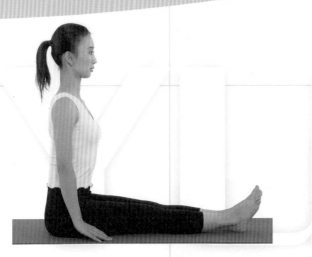

圖 210

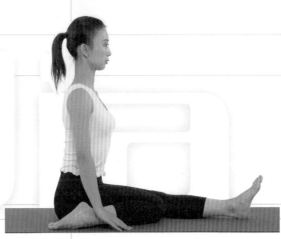

圖 211

單腿跪伸展式

（1）坐姿，兩腿向前伸直。（圖 210）

（2）屈右膝，右腳放在右腿旁，腳趾向後方，右小腿貼近大腿。（圖 211）

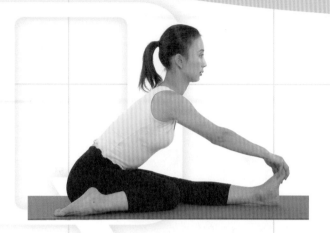

圖 212

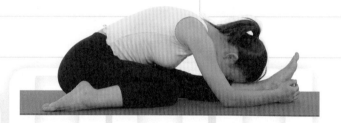

圖 213

（3）左腿前伸，將重心稍稍傾向右側。雙手抓住左腳，抬頭。（圖212）

（4）吸氣，雙膝靠攏，呼氣，上身下壓，把前額放在左膝上。保持10～20秒鐘。（圖213）

（5）吸氣，放開雙手，回復到開始姿勢。

（6）換另一側練習。

療效：治癒扭傷的腳踝和膝部，消除小腿腫脹，經常做此練習可以改善扁平足。

八、眼病的治療
——瑜伽眼保健操四法

　　現代社會的進步產生了許多導致眼睛嚴重勞損的職業和行業，視力衰弱的人群越來越年輕化。長時間注視電腦屏幕、不正確的讀寫姿勢都會引起視力不良和視力下降。瑜伽眼睛保健操可以消除雙眼肌肉的疲勞和視覺的眼疾，讓你恢復一雙明亮、清澈的眼睛。下面介紹瑜伽保健操。

(一)手掌捂眼法

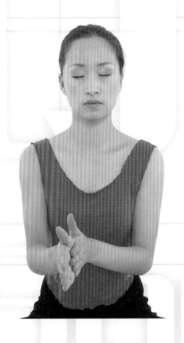

圖 214

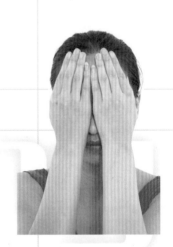

圖 215

　　1. 坐姿，閉上雙眼。用力摩擦雙掌，直到手掌發熱。
（圖 214）

　　2. 把手掌放到雙眼上。保持一段時間，感覺熱和能量
正在從雙手傳入雙眼。（圖 215）

　　3. 重複 2～3 次。

(二)眼球旋轉法

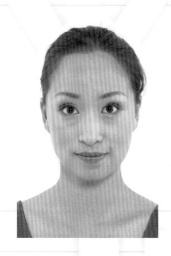

圖 216

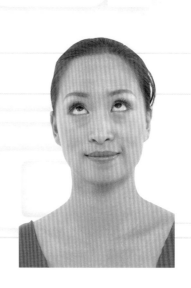

圖 217

1. 儘量睜大雙眼。（圖 216）
2. 雙眼看上方，不要抬頭。保持 1 秒鐘。（圖 217）

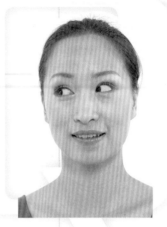

圖 218

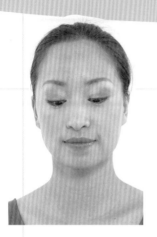

圖 219

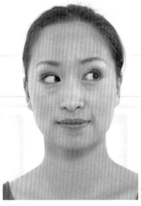

圖 220

3. 再轉向最右邊，保持 1 秒鐘。（圖 218）
4. 不要低頭，雙眼看下方，保持 1 秒鐘。（圖 219）
5. 再轉向最左邊，保持 1 秒鐘。（圖 220）
6. 再轉向上方。重複上述轉動 10 次，再向相反方向做 10 次。

(三)兩旁視線法

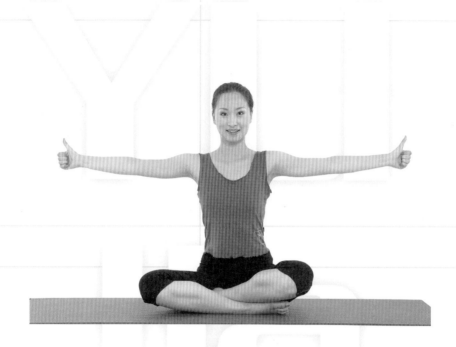

圖 221

1.兩臂伸直，與肩平行，拇指向上指。（圖 221）

2.頭不向兩側移動，目光依次注意以下部位：左拇指
——兩眉間——右拇指——兩眉間。（圖 222、223、224、
225）

3.重複 10～15 次，然後閉目放鬆。

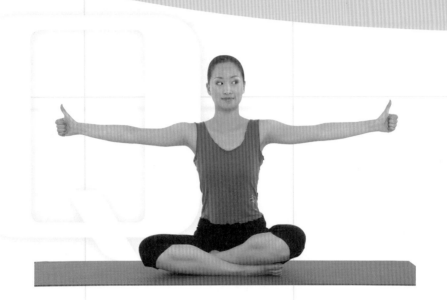

圖 222

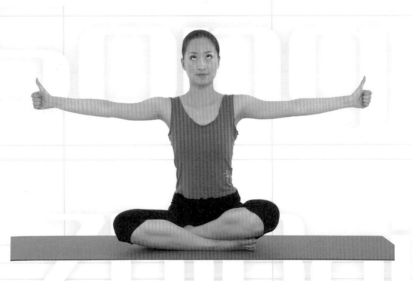

圖 223

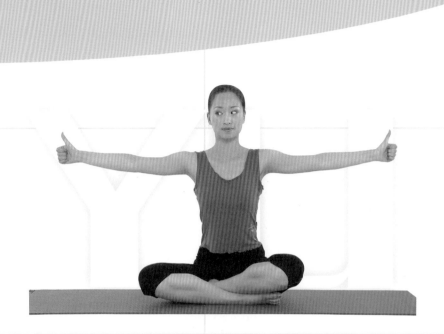

圖 224

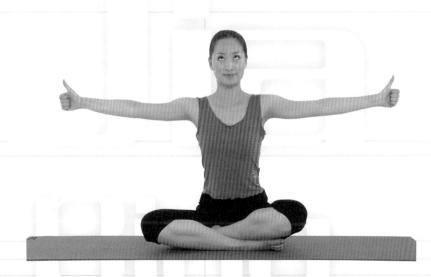

圖 225

(四) 旋轉視線法

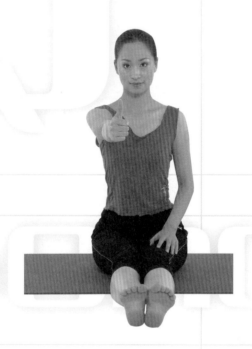

圖 226

　　1.坐姿，兩腿向前伸直。左手放在左膝上，右手握拳放在右腿上。右手拇指向上指，右臂必須伸直。（圖226）

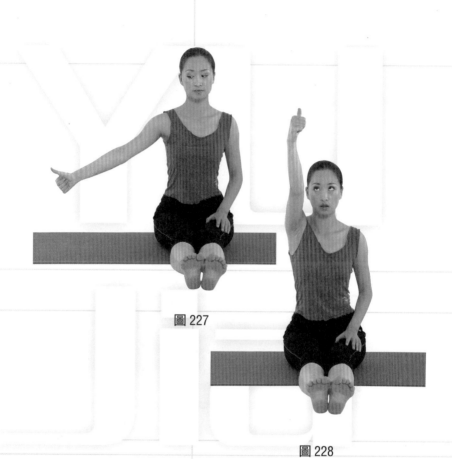

圖 227

圖 228

2. 右手拇指必須向右移動，然後朝上，屈向身體左側畫圓，再回到開始位置，目光始終注視拇指的運動，保持頭部不動，順時針、逆時針各 5 次。（圖 227、228、229）

3. 換左側練習。

4. 最後閉目休息。

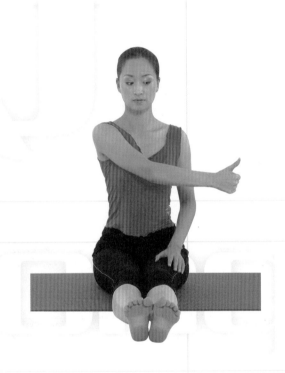

圖229

療效：舒緩眼球各條肌肉的緊張，並使之得到最大的鍛鍊；避免眼睛過度疲勞造成的視力下降，使近視眼、遠視眼等得到改善，甚至痊癒。

九、緩解現代社會中常見疾病的練習

　　感冒、頭痛、失眠，為現代人群中常見症狀，這與緊張的工作、生活狀態有關。當一個人心情煩躁、精神緊張時，體內激素的分泌會出現異常，血質就會酸化，血液傾向於酸性，自身抵抗力會減弱。而瑜伽的各種姿勢都是靜心冥想的變形，能控制身心，以此練習調整，精神狀態及身體狀態就會自然恢復到健康水準。

（一）遠離感冒困擾的練習

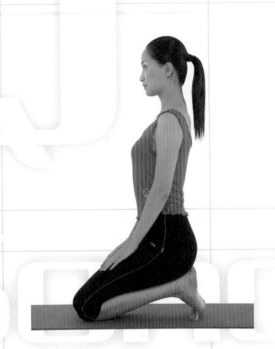

圖 230

感冒多數是因接觸冷空氣、身體著涼或身體抵抗力下降引起。其病毒容易寄生在鼻子、喉頭、氣管黏膜上。體力減弱時，病毒增多，病人咳嗽，打噴嚏，流鼻涕。

獅子第一式

1. 跪坐在腳跟上，腳趾立起。（圖 230）

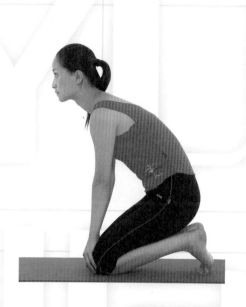

圖 231

　2. 身體慢慢前傾，把雙掌根部放在兩膝邊緣。（圖 231）

　3. 張開手指，睜大眼睛，伸出舌頭，手指張得越大越好，舌頭伸得越長越好。用口呼吸。此時頸部、臉部的肌肉、雙手、兩臂、兩肩和身體的肌肉全部緊張起來，看似一隻凶猛的獅子。（圖 232）

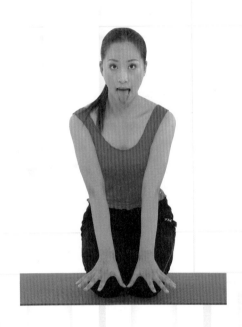

圖 232

4. 當舌頭伸出時，應發出響亮的「啊啊」聲，如獅吼。

5. 保持 10 秒鐘，慢慢把舌頭縮回。放鬆各部肌肉，回復到開始姿勢。休息 5～10 秒鐘。重複 3 次。

療效：治癒喉頭疼痛，使喉頭得到按摩、舌頭得到鍛鍊；使甲狀腺、頸項、兩眼及其他腺體受益；使臉上和眼角皺紋減少，恢復臉部和頸部肌肉的彈性。

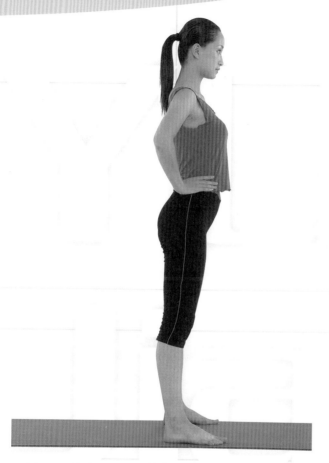

圖 233

上輪式

此動作對於初學者來說較困難，最好請他人協助練習。

1. 挺身立直，兩腳分開稍寬於肩，兩掌放在髖部。
（圖 233）

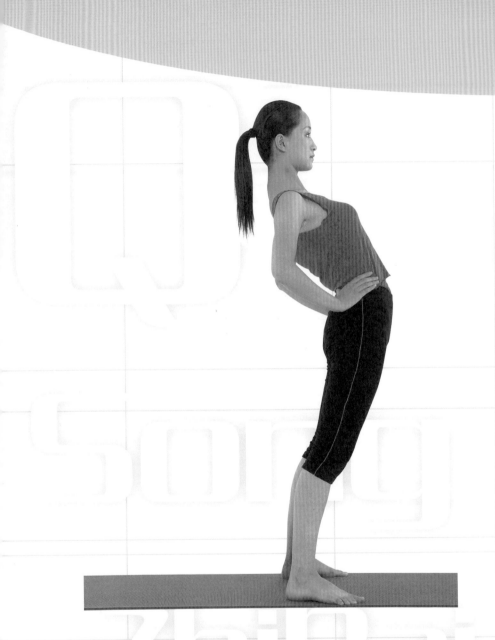

圖 234

2. 把骨盆向前方推。（圖 234）

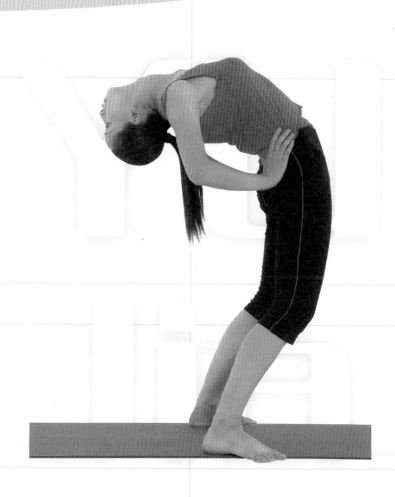

圖 235

3. 呼氣，腰向後方彎曲。使身體重心落在兩大腿和兩腳的部位。（圖 235）

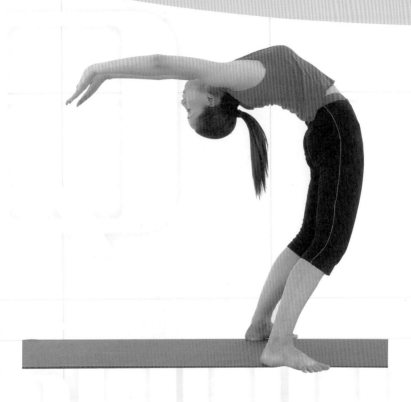

圖 236

　　4. 兩臂伸過頭後，兩手輕輕放落在地上，身體成向後
彎曲姿勢。兩肘伸直，手掌撐地。兩腳稍向前方移動以伸
直兩膝、兩腿。（圖 236、237）

　　5. 回復時，雙髖推前，雙掌提起，慢慢起身；或採取
另一種方法：兩腿後收，兩肘彎曲，先將頭頂在地上，再
輕輕把後腦勺、頸項、背部依次滑落到地面上，然後平躺
放鬆。

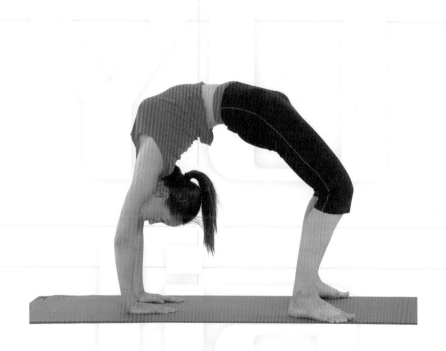

圖 237

療效：使上腭、頸部、胸部、腹部、雙腿、雙臂、雙腕得到伸展，骨盆得到滋養，腺體活動得到調整，促進全身的血液循環，練習後使人頭腦清爽、全身充滿活力，有助於增強身體抵抗力。

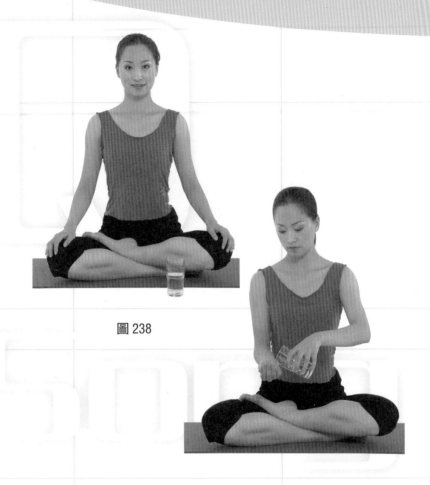

圖 238

圖 239

「涅悌」法

1. 取一杯溫水，加入一撮鹽，讓鹽充分溶解，徹底洗淨雙手，雙腿盤坐。（圖 238）

2. 將右手捲成杯狀，倒入一些鹽水。（圖 239）

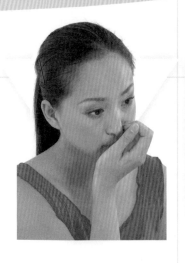

圖 240

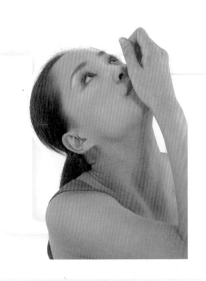

圖 241

3. 把右手舉到右鼻孔前。用小指、無名指（或中指）按住左鼻孔，把它閉住，同時把右鼻孔浸到鹽水中，輕柔地把水吸入右鼻孔。（圖 240）

4. 把水把持在鼻孔中，但不再吸水，把頭慢慢向後仰起，讓水流過鼻孔進入口部（圖 241）。但要小心，在停止吸水後，才可向後仰頭，否則水會進入肺部，引起咳嗆。

5. 吐掉鹽水，換另一側鼻孔做同樣動作。每側 2～5 次。

注意：為了清除鼻孔的水分，可以做雙角式（參閱一、呼吸系統疾病的治療：治療哮喘的練習）。頭向下垂，保持 30 秒鐘。

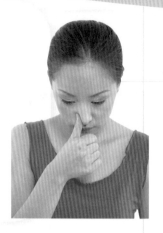

圖 242

還可採取以下方法：

1. 挺直身體站立。

2. 蓋住右鼻孔，用左鼻孔輕輕快速呼吸，主要是呼氣，做 20 次。（圖 242）

3. 蓋住左鼻孔做同樣練習。

4. 雙鼻孔同時進行。

療效：能幫助人較快治好感冒和消除感冒後遺症狀；可以清除鼻孔通道的污染物和充滿細菌的黏液，防止和治療各樣鼻竇和鼻腔問題；有助於治癒耳、眼、喉的疾病。

注意：

1. 練習時間可以每天 1～3 次。最好在家裡做，出門前 15 分鐘完成，因為你的鼻孔在做過之後會淌一陣水。

2. 吸水時不要太猛烈，會引起嗆痛，還會把水吸進肺裡；弄乾鼻孔時呼氣不要太用力，以免損傷鼻黏膜；鼻子愛出血的人不宜做此練習。

(二) 瑜伽練習使你告別頭痛

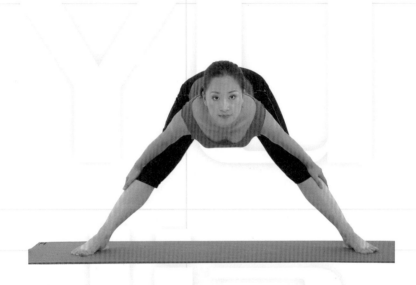

圖 243

　　引起頭痛的原因有很多種，感冒發燒時，眼、耳、鼻、齒發生病症時，大腦出現病症時；貧血、便秘、煤氣中毒時；神經疲勞時；患有高血壓、頸椎扭曲、內臟等疾病的人也會出現頭痛。

金字塔式

　　1. 站立，背部伸直，雙腿分開兩倍於肩寬，兩手放在體側。（圖 243）

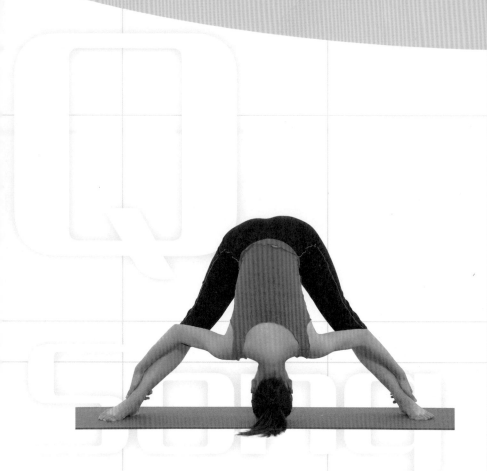

圖 244

2. 呼氣，放鬆頸、背部，慢慢將上半身向前彎曲。雙手慢慢從大腿處下滑到腳。上半身彎曲到頭頂貼地，然後靜止 10 秒鐘，感覺頭頂有輕微的頂到地面的疼痛感。（圖244）

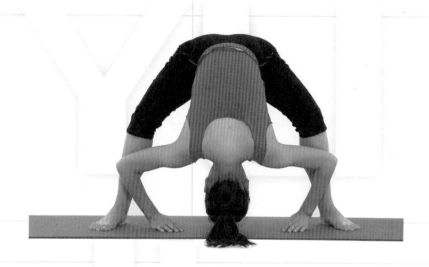

圖 245

做不到者，可彎曲雙腿與雙臂扶住地面，以保證頭頂
能頂到地上。（圖 245）

3. 吸氣，先抬起頭，挺直背部，慢慢起身還原到直
立。

療效：頭頂有人體中非常重要的「百會」穴，頭頂頂
地可以刺激百會穴，使全身氣流順暢；同時可以給心臟及
頭部供應更充足的血液及氧氣，消除頭痛。

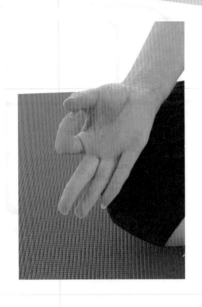

圖 246

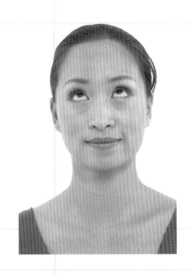

圖 247

凝視第三眼法

1. 雙腿盤坐，雙手食指抵住拇指第一指節，掌心向上，放在兩膝上。（圖 246）

2. 自然呼吸。不要抬頭，兩眼儘量向上方凝視。雙眼及注意力集中到兩眉之間的中心位置上，此處稱為第三眼。舌抵上腭。停留 1～4 分鐘。（圖 247）

療效：使心靈平靜，消除緊張、憂慮和憤怒，改善由於精神緊張造成的頭痛。

注意：不要讓雙眼過於疲勞，也可閉著眼做。

(三)瑜伽還你一夜好眠──消除失眠的練習

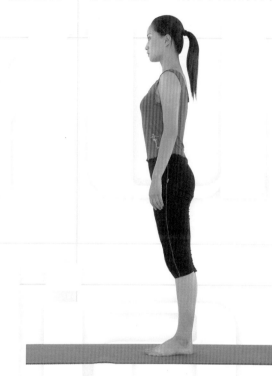

圖248

失眠本身並不是一種疾病,而是身體失衡的一種症狀。

引起失眠的原因有很多種:焦慮、憤怒和抑鬱是引起失眠最常見的原因;身體疾病如咽喉炎、哮喘、糖尿病、關節炎、甲狀腺疾病、高血壓等,也是失眠最直接的原因;外在因素也會影響睡眠質量:許多人對於外界的響動、溫度變化、光照影響非常敏感,也容易造成失眠。

增延脊柱伸展式

1. 站立。(圖248)

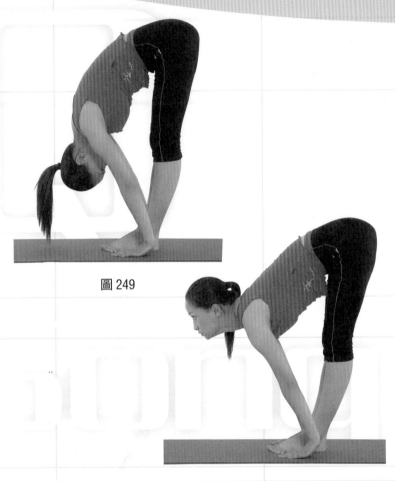

圖 249

圖 250

2. 兩膝保持伸直，呼氣，向前彎曲身體，先把兩手手指放在兩腳旁的地面，然後兩掌心貼地。（圖 249）

3. 吸氣，雙掌保持貼地不動，抬起頭，儘量把頭抬高，伸展脊柱，使兩腿與地面垂直。保持這一姿勢完成兩次深呼吸。（圖 250）

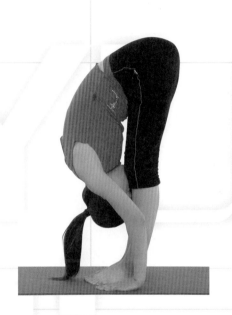

圖 251

4.呼氣，放低身體直到頭靠到雙腿。深呼吸，保持
30～60 秒鐘。（圖 251）

5.吸氣，慢慢回復到站立。

療效： 增強人體的彈性，使脊柱得以伸展，使脊柱神
經得到補養、加強；由於大量血液流向腦部、臉部，使心
律減慢，對於心情抑鬱沮喪或過分激動的人是個極好的恢
復心情的姿勢。

注意： 不要勉強自己馬上做到頭部靠腿，儘可能做到
自身極限。

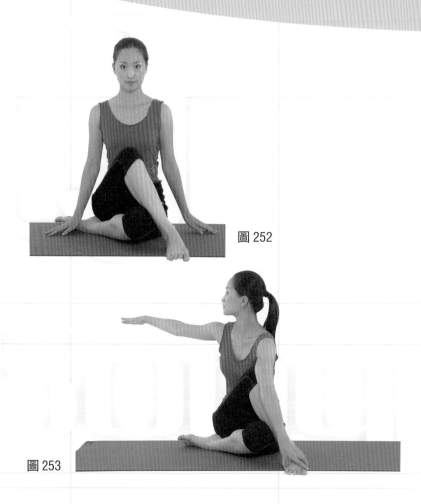

圖 252

圖 253

脊柱扭動式

1. 右膝彎曲，移過左膝之外，右腳平放在地板上。
（圖 252）

2. 舉起左臂，放在右膝的外側。左手抓住右腳或右腳
踝。伸直右臂，慢慢轉向右方，注視指尖。（圖 253）

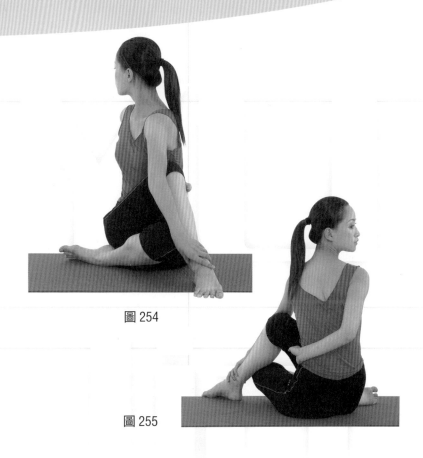

圖 254

圖 255

3. 將頸、肩、脊骨轉向右方，右手手背放在左腰上。深呼吸，保持 10 秒鐘。（圖 254、255）

4. 吸氣，慢慢收回右手。

5. 換左側練習。左右各做 2 次。

療效：對脊神經和整個神經系統有極好效果；放鬆各節脊椎，使背部肌肉群更富有彈性，從而預防背痛和腰痛風濕痛的發生。

瑜伽休息術

瑜伽練習中有一種極好的休息放鬆練習，只要 15 分鐘就能使你恢復精力。如果晚上入睡前做這一練習，直到自然而然睡著為止，第二天早晨起來時，你會感到非常清醒、神采奕奕。大多數人都不知道怎麼正確地睡覺，總是懷著萬千愁緒、心事重重地上床，結果頭腦清醒，又極為疲倦，這樣就會造成失眠。練習瑜伽休息術對這樣的人幫助極大。

下面是瑜伽休息術的引導詞，練習者可以按照引導詞自我引導，也可以請家人、朋友幫助朗讀。以下為兩組引導詞：

仰臥，準備好做瑜伽休息術。

第一組

我們很舒服地躺下來，讓身體與內心進入最輕鬆舒適的狀態。

兩手放在身體兩側，身體完全放鬆，整個身體的骨頭全部開始放鬆，肌肉開始放鬆，直至每一個細胞都完完全全地放鬆。

我們現在躺在一個綠草如茵的山谷中，大地長滿了鮮嫩的綠草，每一根草都是柔柔軟軟的，我們深深地陷入草中，內心是那麼舒適、那麼喜悅。

陽光普照大地，蔚藍色的晴空萬里無雲。

我們將身體徹徹底底地放鬆下來。

一股清泉從山間湧出，流入大地，與綠草如茵的山谷

完全融合在一起。

身體消失在如茵的綠草中。

現在整個宇宙就剩下綠草如茵的山谷和天上無雲的晴空。

慢慢地整個如茵山谷開始消失了，消失在無邊無際的藍色晴空中。

現在整個宇宙就剩下一片藍色的晴空，什麼都沒有了，就剩下藍色的晴空。

我們的身體、心靈與天空慢慢融在一起，所有的緊張、疲勞、不適都消失在藍天中。

這藍色的晴空越來越亮、越來越透明了，我們的身體也隨之化為透明的，整個宇宙就像透明的水晶一樣，無邊無際的水晶明澈、透明。

所有物質的東西都消失了，此時我們的心念不再作想，我們的身心是完全輕鬆的，我們安住在這輕鬆裡。

現在我們帶著輕鬆的心輕輕抬起雙手，將手搓熱，直至手心發燙。

先將手捂住雙眼。

再用雙手輕柔地按摩臉部、雙耳。

雙手胸前交叉翻手掌舉過頭頂。

深吸氣，全身充分地拉伸。

我全身充滿了精力，慢慢睜開雙眼。

第二組

讓我們全身放鬆，像海綿一樣溫柔。

把所有的身心壓力放掉。

讓我們觀想骨骼放鬆，如同海綿般把壓力從身上移開。

所有骨骼從頭到腳，一節一節地放鬆。

全身像彈簧、像海綿，所有的壓力悄然無蹤。

將皮膚與表皮肌肉放鬆。

將腦、內臟與肌肉放鬆。

從頭部到身體到雙足，所有壓力都抽離了。

就像海綿一樣恢復了彈性，徹徹底底地放鬆。

讓全身的血管放鬆。

所有的循環系統、內分泌系統放鬆。

全身的經絡、神經系統放鬆。

讓呼吸徹底地放鬆，全身都充滿了生機。

五臟六腑，所有細胞、毛孔都儘情歡喜地呼吸。

無比的喜樂從心中生起。

每一個細胞都滿足地微笑。

化為最最輕柔的雪花。

在無雲晴空陽光的普照中歡唱成了清澈的淨水。

我們從頭到腳化成了清淨的水人。

陽光的照耀使淨水吸入了無盡的能量。

於是歡悅地化成空氣告別了所有的壓力，化氣成了光明。

就像水晶般淨透，完全成了光明之身。

我們現在將宇宙與自身的光明融合在一起，安住在這光明中。

接著把眼睛張開，重新看看這個全新而沒有壓力的世界。

注意：不要在大而軟的枕頭和軟床上練習，最好在鋪了地毯或軟墊的地上或木床上練習，也不要在剛吃飽飯後練習。

作者簡介

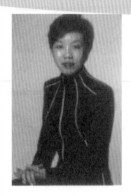

劉　暘　北京蟬舟瑜伽館館長，就讀於英國瑜伽學院。學習期間，遊歷了荷蘭、德國、義大利、法國等國家，在汲取世界文化精粹同時，愈發堅定了致力於傳播東方文化——瑜伽的決心。

回國後，她放棄優厚的工作待遇，創辦了北京第一家專業瑜伽館，爲眾多渴求健康健美長壽者架橋鋪路建平台，傳播健康之道。所屬「蟬舟」瑜伽品牌，已爲眾多業內人士和瑜伽愛好者稱道。作爲創辦者，她深知教學質量至關重要，爲此將對外交流與選賢擇能有機結合：對外與世界知名瑜伽學院建立密切合作關係，邀請國際級知名瑜伽大師來京交流、講學；對內聘請資深瑜伽導師口傳身教，不定期送他們去印度瑜伽學院進修、深造。終使「蟬舟」擁有了一批以研究生學歷爲首的高素質教練隊伍。

爲科學有效地普及瑜伽文化，她根據國內不同體質人體群的不同生理特點和需求，編寫了《「懶人族」瑜伽》和《輕鬆瑜伽治百病》兩本書，以期造福更多人。

運動精進叢書

1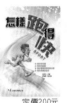
怎樣跑得快
定價200元

2
怎樣投得遠
定價180元

3
怎樣跳得遠
定價180元

4
怎樣跳的高
定價180元

5
高爾夫揮桿原理
定價220元

6
網球技巧圖解
定價220元

7
排球技巧圖解
陳式太極拳十三式
定價230元

8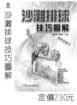
沙灘排球技巧圖解
定價230元

9
撞球技巧圖解
定價230元

10
籃球技巧圖解
定價220元

11
足球技巧圖解
定價230元

快樂健美站

1
柔力健身球
定價200元

2
自行車健康享瘦
定價200元

3
跑步鍛鍊走路減肥
定價200元

4
肌力訓練
定價200元

5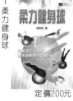
舒適超級伸展體操
定價200元

6
水中有氧運動
定價200元

7
雕塑完美身材
定價200元

8
創造超級兒童
定價200元

9
陳式太極拳十三式 頭腦聰明
定價200元

10
防止老化
定價200元

11
三個月塑身計畫
定價200元

12
懶人族瑜伽
定價200元

13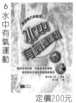
忙裡偷閒練瑜伽基礎篇
定價200元

14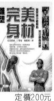
忙裡偷閒練瑜伽祛病養生篇
定價200元

15
健身跑激發身體的潛能
定價200元

16

17
中華鐵球健身操
定價200元

19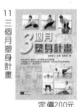
彼拉提斯健身寶典
定價200元

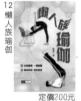
瑜伽美姿美容
定價180元

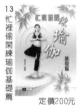

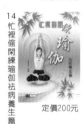

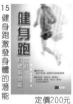

導引養生功 系列叢書

- ◎ 1. 疏筋壯骨功
- ◎ 2. 導引保健功
- ◎ 3. 頤身九段錦
- ◎ 4. 九九還童功
- ◎ 5. 舒心平血功
- ◎ 6. 益氣養肺功
- ◎ 7. 養生太極扇
- ◎ 8. 養生太極棒
- ◎ 9. 導引養生形體詩韻
- ◎ 10. 四十九式經絡動功

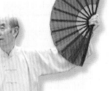

張廣德養生著作

每冊定價 350 元

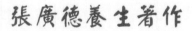

全系列為彩色圖解附教學光碟

彩色圖解太極武術

1 太極功夫扇

定價220元

2 武當太極劍

定價220元

3 楊式太極劍 56式

定價220元

4 楊式太極刀

定價220元

5 二十四式太極拳+VCD

定價350元

6 三十二式太極劍+VCD
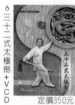
定價350元

7 四十二式太極劍+VCD
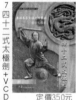
定價350元

8 四十二式太極拳+VCD
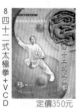
定價350元

9 楊式十八式太極劍

定價350元

10 楊氏二十八式太極拳+VCD

定價350元

11 楊式太極拳四十式+VCD
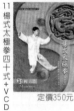
定價350元

12 陳式太極拳五十六式+VCD

定價350元

13 吳式太極拳五十六式+VCD

定價350元

14 精簡陳式太極拳八式十六式

定價220元

15 精簡吳式太極拳三十六式 拳架・推手
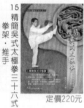
定價220元

16 夕陽美功夫扇

定價220元

17 綜合四十八式太極拳+VCD
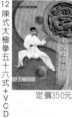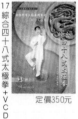
定價350元

18 三十二式太極拳 四段
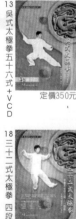
定價220元

19 楊式三十七式太極拳+VCD
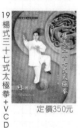
定價350元

20 楊氏五十一式太極劍+VCD
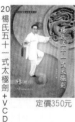
定價350元

國家圖書館出版品預行編目資料

輕鬆瑜伽治百病／劉　晹　著
　　　——初版，——臺北市，大展，2007〔民96〕
　　　面；21公分，——（快樂健美站；21）
　　　ISBN 978-957-468-552-6（平裝）
1.瑜伽　2.治療法
411.7　　　　　　　　　　　　　　　96001013

輕鬆瑜伽治百病

ISBN-13：978-957-468-522-6

著　　者／劉　晹
責任編輯／洪宛平
發 行 人／蔡森明
出 版 者／大展出版社有限公司
社　　址／台北市北投區（石牌）致遠一路2段12巷1號
電　　話／（02）28236031・28236033・28233123
傳　　眞／（02）28272069
郵政劃撥／01669551
網　　址／www.dah-jaan.com.tw
E-mail／service@dah-jaan.com.tw
登 記 證／局版臺業字第2171號
承 印 者／弼聖彩色印刷有限公司
裝　　訂／建鑫印刷裝訂有限公司
排 版 者／弘益電腦排版有限公司
授 權 者／北京人民體育出版社
初版1刷／2007年（民96年）4月

定　價／280元

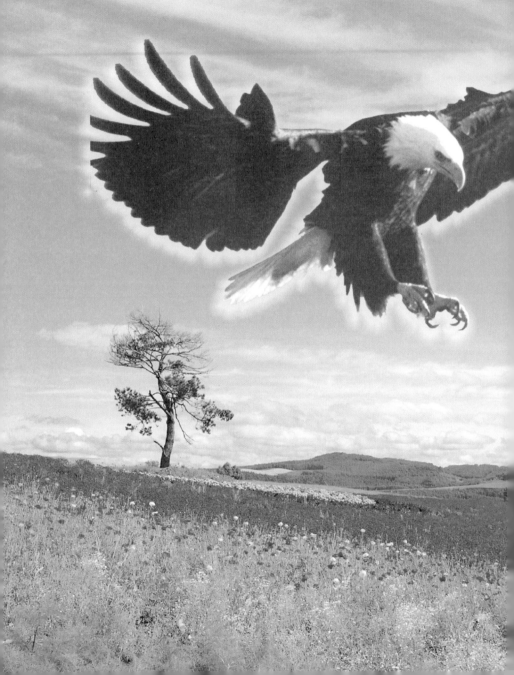

大展好書　好書大展
品嘗好書　冠群可期

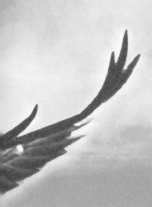

大展好書　好書大展

品嘗好書　冠群可期